Adicción a los alimentos & Alimentación saludable La guía de ciencia de los alimentos sobre qué comer En Español

Tabla de Contenido

Adicción a los alimentos En español 5

Alimentación saludable La guía de ciencia 70

El siguiente libro se reproduce a continuación con el objetivo de proporcionar información lo más precisa y confiable posible. En cualquier caso, la compra de este libro puede considerarse como un consentimiento al hecho de que tanto el editor como el autor de este libro no son expertos en los temas tratados y que las recomendaciones o sugerencias que se hacen en este documento son solo para fines de entretenimiento. Los profesionales deben ser consultados según sea necesario antes de emprender cualquiera de las acciones aquí mencionadas.

Esta declaración se considera justa y válida tanto por la American Bar Association como por el Comité de la Asociación de Editores y es legalmente vinculante en todos los Estados Unidos.

Además, la transmisión, duplicación o reproducción de cualquiera de los siguientes trabajos, incluida información específica, se considerará un acto ilegal independientemente de si se realiza de forma electrónica o impresa. Esto se extiende a la creación de una copia secundaria o terciaria del trabajo o una copia grabada y solo se permite con el consentimiento expreso por escrito del Editor. Todos los derechos adicionales reservados.

La información en las siguientes páginas se considera, en términos generales, como una descripción veraz y precisa de los hechos y, como tal, cualquier falta de atención, uso o mal uso de la información en cuestión por parte del lector hará que las acciones resultantes sean únicamente de su competencia. No hay escenarios en los que el editor o el autor original de este trabajo puedan ser considerados responsables de cualquier dificultad o daño que pueda ocurrirles después de realizar la información aquí descrita.

Además, la información en las siguientes páginas está destinada únicamente a fines informativos y, por lo tanto, debe considerarse como universal. Como corresponde a su naturaleza, se presenta sin garantía con respecto a su validez prolongada o calidad provisional. Las marcas comerciales que se mencionan se realizan sin consentimiento por escrito y de ninguna manera pueden considerarse un respaldo del titular de la marca comercial.

Adicción a los alimentos En español/Food Addiction In Spanish :

Tratamiento por comer en exceso

Introducción

¿Es un adicto a la comida? Si va a la defensa, no se preocupe, no está solo. Y, de hecho, la adicción puede ir de extrema a mínima. Un adicto solo puede consumir drogas una vez por semana, pero sigue siendo un adicto. La adicción a la comida puede ser menos adictiva que otras sustancias, pero el proceso es el mismo.

Las personas vienen en diferentes formas y tamaños, al igual que la adicción a la comida. Esta aflicción no es solo para el sobrepeso. De hecho, la adicción a la comida puede afectar incluso a quienes tienen bajo peso. Esto sucede porque algunas personas tienen la capacidad de comer solo comida chatarra, alimentos altamente adictivos y aún así mantenerse delgadas.

A lo largo de este libro, aprenderá cómo tratar todas las formas de adicción a la comida. Verá cómo su cerebro anula su fuerza de voluntad cuando anhela algo, cómo su cuerpo envía mensajes sobre los nutrientes que necesita y cómo su entorno impacta su capacidad de elegir saludablemente sobre la adicción. Todos estos factores hacen que sea difícil estar saludable y dejar de comer en exceso, pero es posible, y a medida que profundice en este libro, aprenderá técnicas y guías sobre cómo puede hacerlo en su vida cotidiana.

A continuación se presentan algunas características de los adictos a la comida. Al lado de cada declaración, diga sí o no.

1. Usted es consciente de que el tamaño de sus porciones es grande durante las comidas, pero no se siente satisfecho cuando tiene cantidades más pequeñas.
2. Incluso después de la comida, busca un refrigerio.

3. Se dice a sí mismo que tendrá una o dos galletas de un nuevo paquete, pero después de abrirlo, no puede detenerse y comer la bolsa entera o la mayor parte.

4. Pasa una cantidad excesiva de tiempo reflexionando sobre los alimentos.

5. Tiene hambre a menudo.

6. Come rápido y no puede frenar su ritmo.

7. Muchas veces después de comer, se siente mal. Por lo general, experimenta molestias como náuseas, hinchazón o fatiga.

8. Rara vez o nunca siente hambre verdadera.

9. El concepto de hambre verdadera lo inquieta.

10. A veces no se da cuenta de que está comiendo hasta que casi ha terminado.

11. Es raro que coma las cinco porciones esperadas de frutas y verduras todos los días.

12. Las dietas son difíciles de seguir. Si se apega a ellas y pierde peso, pero rápidamente lo recupera.

13. De vez en cuando anhela una comida extraña que normalmente no quiere y se la comerá en exceso. Más tarde siente culpa o vergüenza por hacerlo.

14. Se promete a sí mismo que no cederá ante un antojo o comer en exceso u otra meta relacionada con los alimentos, pero a menudo rompe esas promesas.

15. Reconoce que no está comiendo suficientes alimentos saludables, pero no le gusta el sabor o la textura de las opciones saludables, como frutas, verduras y granos integrales.

16. Su peso determina su estado de ánimo. Cuando tiene un peso no deseado, es infeliz y, a veces, incluso cuando está en el peso promedio, todavía es infeliz.

El hecho de que haya dicho sí a una o más de estas declaraciones no significa que sea un adicto a los alimentos, y es posible que todos y algunos hayan dicho sí a al menos una de estas características. Este es un buen momento para recordarle que la adicción a la comida viene en una gama de reflexiones. Nunca se puede dibujar una definición precisa para mostrar adicción alimentos para diferenciarlo de un momento de deseo. Pero el hecho de que sea difícil determinar la adicción no significa que no exista. Incluso si solo dijo sí a uno de los problemas anteriores, y es un comportamiento continuo con el que parece tener problemas, puede aprender más sobre por qué hace lo que hace ahora. En lugar de pensar que tiene la fuerza de voluntad débil o la falta de motivación; puede abordar sus comportamientos desde la perspectiva de la adicción y finalmente lograr un avance en sus hábitos y objetivos.

Recientemente, los estudios científicos han revelado que la adicción a los alimentos es una reacción bioquímica. Al igual que las drogas y la nicotina, su cuerpo responde a ciertos alimentos, como grasas y azúcares, de la misma manera. No es que actualmente sea una "tendencia" ser adicto a la comida, es un problema existente y lo ha sido durante mucho tiempo. La idea de la comida como una verdadera adicción, que su cerebro trata como otra sustancia adictiva, no es para que tenga otra razón para sentirse culpable. En cambio, ahora puede comenzar a comprender por qué hace lo que hace y formular un plan realista para superarlo. Esta comprensión de por qué come en exceso es su boleto para obtener las herramientas que necesita para detenerse.

Las características de la adicción a la comida a menudo incluyen comer en exceso, pero al igual que otras sustancias adictivas, como el alcohol o la cafeína, pueden ser exclusivas del usuario y la adicción. Como ejemplo extremo, mientras su cerebro responde de manera similar a cualquier adicción, su adicción a la comida es diferente a la adicción a la heroína. Fumar no es la misma adicción que la cafeína. Pero a pesar de las diferencias en las adicciones, es importante reconocer las similitudes que cada uno comparte que las convierte en una adicción. A continuación hay un par de características adictivas y su relación con la comida.

- ☒ "Lo quiero". Este es un deseo adictivo. Es una de las características más obvias. Esto también se llama antojo, impulso, anhelo u obsesión. La atracción por el deseo es un desafío para controlar. Desea detenerse pero tampoco desea hacerlo. Este comportamiento es la razón por la que se promete seguir una forma de alimentación y luego rompe constantemente esa promesa. Como cualquier adicción, la de la comida es una combinación de respuesta física y programación mental. Ambos trabajan juntos para que siga haciendo lo que estaba haciendo, a pesar de su intención de detenerse. El propósito de este libro es ayudarlo a identificar este deseo como uno de los temas centrales de su adicción a la comida y cómo puede lidiar con él para que sea más fácil de superar.

- ☒ "Lo necesito". Esta es la conversación entre su mente y su cuerpo. Esta es la respuesta bioquímica que desencadena su adicción. Su cuerpo le envía una señal de que necesita algo para sentirse bien. Cuando algo le hace sentir mejor, su cuerpo busca eso nuevamente en una situación similar para recompensarle y reforzar ese comportamiento. Uno de los desafíos con esta respuesta es que su cuerpo necesita alimentos para sobrevivir, por lo que ya hay un comportamiento beneficioso asociado a él y a su cerebro. Pero algunos alimentos son más "beneficiosos" para el proceso químico que otros, a pesar de su composición nutricional. Los azúcares y las grasas, por ejemplo, son mensajes químicos para el cerebro que comunican sus propiedades de "sentirse bien" más que otros alimentos, como las verduras y las frutas. Sabe que las verduras y las frutas son mejores para usted, pero su cerebro quiere la recompensa del azúcar. Cuanto más consume grasa y azúcar, más lo quiere y más fuerte se vuelve la adicción. Afortunadamente, cuando reconoce que esto es algo que puede suceder y sucede, puede comenzar a reacondicionar sus vías neuronales.

El desafío de los adictos a la comida es que la comida es tan crítica para su supervivencia como el agua y el aire. Pero cuando ya no tiene una buena relación con la comida, ya que está comiendo demasiado o en exceso, comienza a perder contenido nutricional en su dieta. Comer ya no es alimentar su cuerpo para mantenerse vivo, se trata de superar una situación emocionalmente. Tal vez no se sumerja en un comportamiento adictivo a menudo, o tal vez se involucre compulsivamente en la adicción a la comida todo el día. Pero cada vez que lleva algo más allá del punto de "saludable", está pisando el territorio de la adicción y ese es un lugar difícil para regresar. Este es el lugar en el que comienza a depender de papas fritas, helado o vino para llenar su necesidad emocional. Algunas personas pueden comer solo un puñado de papas fritas o una pequeña copa de vino y sentirse satisfechas. Este es un nivel saludable. Pero muchas personas llegan al extremo. Se comen el cartón entero o beben la botella entera. Probablemente no quieren llegar tan lejos, pero simplemente no pueden parar, porque en ese momento la comida o la bebida es la conexión más vital que existe.

En este momento hay una epidemia de diabetes, obesidad y enfermedades del corazón. Estos problemas no están restringidos a un género, grupo de edad o clase. No se limitan a grupos étnicos o grupos con ciertas preferencias sexuales. La adicción a la comida no es prejuicio y está perjudicando a todos. Parte del problema es su capacidad de obtener lo que quiera cuando lo desee a un precio económico. Pero a pesar de la disponibilidad de estos alimentos y la epidemia de obesidad, la cultura popular le envía mensajes sobre cómo debe verse, y es contrario a la mayoría de la población. Los medios de comunicación dicen que debe tener bajo peso (en la mayoría de los casos) para ser atractivo, a pesar de que no es saludable. La dicotomía de los dos problemas causa un daño inconmensurable a su psique y cuerpo.

Las personas con adicciones a la comida viven en un mundo paradójico, donde la comida puede hacerle sentir bien o verse bien, pero no ambos, por lo que se castiga por no comer o comer en exceso, tomar una buena decisión o una mala, etc. Este proceso de ser controlado por la comida y tener una relación emocional y negativa con ella, es adicción a la comida, no importa cuán extrema la trate.

Mucha gente niega su adicción a la comida. Piensan que la forma en que comen es la forma en que todos comen y no hay nada malo. Esta forma de adicción es la más peligrosa. Es cierto que sus comportamientos alimenticios son aceptables en la sociedad, pero detrás de las acciones subyace una adicción a los alimentos que es tan peligrosa como cualquier otra sustancia adictiva. No necesitan ocultar su adicción, porque la comida es necesaria para sobrevivir, pero en realidad se están matando frente a sus amigos y familiares.

Estas personas no están solas. Nuestra sociedad es de adicción. Cualquier cosa que con la que "no pueda vivir sin ella", lo que significa que podría disfrutarla si estuviera disponible, pero que le importaría de la misma manera si no lo tuviese, se traduce en una posible adicción. Y es posible en este punto que piense que todos los que le rodean son adictos de alguna manera. Desafortunadamente, o más bien, afortunadamente, ese no es el caso. Hay personas que tienen una relación saludable con la comida y su vida. No se endeudan, no tienen sobrepeso, tienen relaciones saludables y lidian con el estrés de manera saludable. Pero en lo que debe concentrarse es en su propio comportamiento. Si los indicadores apuntan a una adicción, debe abordarla como tal.

Muchos adictos a la comida han probado casi todas las dietas y modas. Se han unido a grupos para apoyarlos en el manejo de su peso y opciones. A veces, estos grupos son útiles, mientras que otras veces son una forma de sentirse mejor acerca de sus comportamientos porque todos están tomando las mismas decisiones. Y en lugar de apoyarse mutuamente para tomar decisiones más saludables, usan la camaradería para minimizar las señales de advertencia de que hay un problema. Muchos adictos a la comida viven comida a comida y saben dónde están todos los "mejores" restaurantes. Conocen el valor nutricional y cómo contar las calorías. Entienden el equilibrio del ejercicio necesario para mantener su nivel de peso dependiente de las calorías consumidas durante el día. Estas personas atribuyen el éxito a la dieta sola, que casi ¾ de los Estados Unidos cree, pero esa no es la única solución. La dieta es solo una parte de ella.

El libro que está a punto de explorar no es un libro de dietas. No le da un plan de comidas o pautas de alimentos a seguir. Hay sugerencias dispersas en las páginas para darle ideas sobre las elecciones que puede hacer para ayudarlo a lidiar con los antojos de una manera saludable, pero si acude a este libro solo para obtener esa información, probablemente solo podrá integrar algunas sugerencias como un "plan de comidas" y solo cubrirá unos pocos días. Hacer dieta no es una solución sola y nunca lo ha sido. Esto no es porque necesita controlar la comida; son sus comportamientos los que lo hacen.

Es difícil aceptar que necesita cambiar. Y en este momento, probablemente se esté debatiendo a sí mismo si realmente necesita cambiar después de todo. Probablemente no seas tan malo, ¿verdad? Probablemente esté sopesando su nivel de felicidad con la relación que tiene con la comida y decidiendo si vale la pena profundizar en esta exploración. Pero hasta que abandone la relación poco saludable que tiene con la comida, sin importar el nivel de adicción que pueda tener en este momento, siempre perderá la oportunidad de vivir una vida alegre y poderosa.

Tratar la adicción a la comida no es un proceso finito. No hay un número perfecto en la escala o límite de tiempo para "arreglar" su comportamiento. Es algo con lo que lidia, hasta cierto punto, para siempre. Al igual que cualquier adicción, no hay recuperación, solo tratamiento. Debe caminar por la carretera frente a usted un paso a la vez, un día a la vez. La comida en su plato o la que está escabullendo o empujando sin pensar mientras conduce al trabajo, no es la respuesta a sus necesidades emocionales o físicas. Hoy, puede usar el conocimiento que se encuentra en estas páginas como una forma de reflejar sus elecciones de alimentos para descubrir cuáles son los problemas reales y tratarlos de manera saludable. Hay una mejor manera de superar la adicción a la comida y comer en exceso. Si confía en que puede encontrarlo y está dispuesto a aprender más sobre por qué toma las decisiones que toma, estará listo para asumir un estilo de vida nuevo y saludable.

Cuando está abierto a la nueva experiencia de tratamiento y control de los antojos de adicción a la comida, se abre a esta nueva vida. En este momento se le ofrece la oportunidad de su vida, y todo lo que tiene que hacer es decir: "¡Lo aprovecharé!" Parte de usted puede estar luchando contra usted mismo, gritando en su cabeza que no lo haga. Una parte de usted que está emocionalmente apegada a la comida le ruega que deje este libro, pero si quiere esta nueva vida, aceptar un plan de tratamiento y hacer cambios saludables, entonces es hora de que se diga a sí mismo, consciente y subconscientemente, "Es hora, lo tomaré". Y da el primer paso al pasar la página y comenzar a revelar la verdad sobre la adicción a la comida.

Capítulo 1: Adicción a los alimentos: ¿qué es realmente?

En los últimos años se han publicado más y más investigaciones sobre comer en exceso y el centro de placer del cerebro. Los estudios en humanos y animales revelan que el adictivo químico del placer, la dopamina, que se produce cuando se consumen ciertos alimentos, es la misma respuesta que el cerebro activa cuando se vuelve adicto a cosas peligrosas como la heroína y la cocaína. No es lo mismo en todas las personas, pero es suficiente para comenzar a generar preocupación por los alimentos ricos en sal, grasa y azúcar.

La reacción peligrosa a ciertos alimentos palpables como los bocadillos cargados de azúcar o las papas fritas saladas significa que el cerebro ahora los asocia con el placer y busca cada vez más oportunidades para repetir esa experiencia placentera. Es una respuesta básica de acción y recompensas y el cuerpo comienza a desear más de eso. Es por eso que, después de un refrigerio, es probable que desee volver a comer o comer más de un alimento determinado a pesar de no tener hambre.

La razón por la que puede tomar otro puñado o tenedor de una deliciosa comida a pesar de que su cuerpo está satisfecho es que el centro de placer del cerebro anula todas las demás señales, como estar lleno. Es por eso que puede seguir comiendo, a veces hasta el punto de enfermarse. Es por eso que comer en exceso y la adicción a la comida se considera una adicción conductual. El cuerpo se vuelve tan adicto a la gratificante sensación de comer que el comportamiento desconcierta al cuerpo de ser capaz de sentir y responder a cualquier otra función. La adicción a la comida lleva a cantidades anormales de tiempo dedicadas al tema de la comida además de comer y el comportamiento es difícil de controlar, si es que lo hace. Además de la acción física de comer en exceso, la preocupación emocional por los efectos de comer en exceso es otro efecto secundario de la adicción a la comida.

La adicción a la comida se manifiesta de varias maneras. La obesidad es solo un síntoma externo. De hecho, muchas personas de peso promedio también luchan con la adicción a la comida. El principal desafío que los adictos a la comida suelen enfrentar es que cuanto más comen, menos satisfacen los alimentos. Esto solo lleva a comer más y más. Para compensar el aumento en el consumo de alimentos, algunos recurren a la actividad física y al ejercicio. Otro desafío de esta adicción puede conducir a dañar las relaciones. Pero a pesar de todos estos desafíos, los adictos continúan comiendo. Y al igual que otras adicciones, tienen dificultades para detenerse.

Cómo identificar la adicción a los alimentos

El investigador del Centro Rudd de Ciencia y Política Alimentaria de la Universidad de Yale desarrolla las siguientes preguntas para ayudar a identificar la adicción a los alimentos.

1. ¿Come más alimentos de los que planeó, especialmente con ciertos alimentos?
2. ¿Ignora el sentimiento de satisfacción y sigues comiendo de todos modos?
3. ¿Come hasta que se siente enfermo?
4. ¿Le preocupa reducir los alimentos o no debe comer ciertos alimentos con frecuencia?
5. ¿Se esfuerza por encontrar alimentos cuando no están disponibles?

Además, algunas de las preguntas revelan su relación con la comida.

1. ¿Consume alimentos específicos en una gran cantidad o muy a menudo que interfiere con pasatiempos, tiempo en familia o trabajo?
2. ¿Teme comer en exceso ciertos alimentos tanto, que evita situaciones en las que cree que estarán ciertos alimentos?
3. ¿Tienes problemas en el trabajo o la escuela por comer en exceso ciertos alimentos?

Sus síntomas emocionales y físicos de abstinencia también se consideran en la encuesta. Por ejemplo, si ha intentado cortar ciertos alimentos, ¿sintió alguna agitación o ansiedad?

1. ¿Comer ciertos alimentos causa depresión o ansiedad? ¿O aumentan el auto desprecio o los sentimientos de culpa?
2. ¿Trata de comer más para detener las emociones negativas y aumentar la sensación de positividad?
3. ¿Tiene que comer más y más para reducir o detener las emociones negativas y sentirse bien con la comida?

¿La adicción a los alimentos es realmente tan mala?

Sabe que las drogas son malas. Sabe que fumar es malo. Usted sabe que ciertos alimentos pueden ser malos, especialmente cuando come demasiado. Pero a pesar de saber esto, hay algo que le dice que en realidad está bien. Parte de su cerebro dice "no" pero otra parte dice "sí". Mientras que algunas personas no luchan con este dilema o pueden controlar los mensajes en conflicto, otras no pueden.

Para las personas que no pueden controlar la conversación en su mente, se encuentran disfrutando de los alimentos incluso cuando prometieron que no lo harían. Algunas personas se golpearán a sí mismas, pensando que tienen un problema con su fuerza de voluntad, pero el problema es más profundo que eso. Los hábitos alimenticios poco saludables pueden ser tan adictivos y peligrosos como las drogas. Estimulan la misma parte de su cerebro como lo hace una droga abusiva.

Por lo general, cuando come alimentos integrales, su cuerpo no responde con una recompensa tan fuerte como las opciones poco saludables, como el azúcar o los alimentos salados. La respuesta de los alimentos "basura" es increíblemente fuerte en comparación. Y cuando libera constantemente una gran cantidad de dopamina, los receptores comienzan a regularse en un esfuerzo por mantenerse equilibrado. Su cuerpo elimina los receptores para tratar de ayudarlo. Sin embargo, lo que sucede es que necesita liberar aún más dopamina para tener la sensación que está buscando. Esto significa que necesita más comida chatarra para tener la misma sensación. Ahora ha desarrollado una tolerancia. Si no se permite comer la comida para satisfacer su deseo de dopamina, se siente molesto, irritable o enojado. No ha experimentado que los ha retirado de su dieta.

Estos sentimientos de abstinencia y tolerancia son las marcas registradas de la adicción.

Al igual que otras formas de adicción, esta adicción física puede causar cambios en sus patrones de pensamiento y comportamiento. A medida que se acumulan a lo largo de los años, el daño a su bienestar físico y psicológico empeora. La autoestima dañada, la depresión y la culpa son algunos de los problemas emocionales comunes. Por supuesto, el malentendido de que existe una adicción y que no solo es débil o indisciplinada solo aumentará el problema.

Peso y adicción a los alimentos: la relación negativa

¿Alguna vez tuvo un atracón de comida y sintió los siguientes síntomas?

- ☒ Vómitos
- ☒ Náuseas
- ☒ Acidez estomacal
- ☒ Estómago incómodo

Estos se consideran efectos secundarios físicos a corto plazo por comer en exceso. Los efectos secundarios psicológicos también aparecen rápidamente, incluido el sentimiento de asco, vergüenza y culpa. Esta angustia es lo que a menudo lleva a comer en exceso.

A largo plazo, probablemente aumente de peso. Debido a las presiones sociales por una "norma" poco realista y flaca, este aumento de peso puede generar aún más angustia emocional. Incluso un ligero aumento de peso puede conducir a una disminución de la autoconfianza y la autoestima. Otros efectos secundarios a largo plazo incluyen:

- ☒ cálculos biliares
- ☒ problemas con la reproducción
- ☒ cáncer
- ☒ osteoartritis
- ☒ depresión
- ☒ apnea del sueño
- ☒ accidente cerebrovascular
- ☒ presión arterial alta
- ☒ enfermedad del corazón
- ☒ colesterol alto
- ☒ diabetes tipo 2

Cuanto más tiempo coma en exceso y fomentes la adicción a la comida, peor será su salud. Cuanto más tiempo siga siendo adicto, más difícil puede ser superarlo.

La depresión y la ansiedad son dos de los efectos secundarios más comunes de la adicción a la comida. La adicción a la comida también puede conducir a trastornos alimenticios graves, como la anorexia o, más comúnmente, la bulimia. Si surgen estos problemas de salud, es más probable que el paciente abuse de sustancias o sufra un trastorno bipolar, además de ansiedad o depresión. Y si el paciente es obeso, las tasas de depresión aumentan aún más.

Si la depresión no se trata, puede conducir a acciones aún más dañinas. El vínculo entre la adicción a la comida y los pensamientos suicidas es alarmante. Más de un tercio de los que sufren de sobrepeso debido a la adicción a la comida informan que a veces se sienten suicidas. Esto muestra una correlación directa entre los tres factores: adicción a la comida, aumento de peso e ideas suicidas.

Pero no puede simplemente detenerse o reducir cuando la adicción ha ido demasiado lejos o demasiado profundo. Es como decirle a un drogadicto que solo consuma drogas por la mañana o que un fumador solo fume una porción de un cigarrillo. Suena razonable, pero el cerebro anula la lógica cuando el centro de placer está funcionando y no podrán detenerse. Es por eso que la relación entre el peso y la adicción a la comida es negativa. Puede conducir por varios caminos que no son saludables y peligrosos si no se tratan, especialmente si se dejan demasiado tiempo.

Estadísticas de adicción alimentarias diagnosticadas

- ☒ 7% de las mujeres en los Estados Unidos son diagnosticadas con una adicción a la comida. 3% de hombres.

- ☒ Las mujeres entre 45 y 62 años tienen más probabilidades de ser adictas (8.4%), mientras que las mujeres entre 62 y 88 tienen una tasa de prevalencia de 2.7%.

- ☒ Más del 5% de la población de EE. UU. se ve afectada por la adicción a la comida.

- ☒ De la población de EE. UU., Menos del 2% de la media o bajo peso se ve afectado por la adicción a la comida, mientras que aproximadamente el 8% de las personas obesas o con sobrepeso padecen adicciones a la comida.

Capítulo 2: Antojo emocional vs. La sensación de hambre

Recuerde la última vez que pensó que tenía hambre. Y ahora piense en la última vez que pensó en un alimento específico y quiso comerlo. ¿Puede identificar si estaba realmente hambriento o si solo estaba de "humor" para comer? Lo más probable es que tenga un estado de ánimo que le guste satisfacer con la comida. Por ejemplo, si está estresado, aburrido, enojado, solo, triste, ansioso o necesita relajarse, es posible que busque algo para comer, incluso si no tiene hambre. Y típicamente durante estos momentos emocionales, los alimentos que está buscando no son los más saludables.

Los antojos son un modo de supervivencia natural, pero en una sociedad que no experimenta escasez de alimentos, esto le hace más daño que bien. La etapa principal de manejar su adicción a la comida es reconocer la diferencia entre el estado de hambre y un antojo emocional.

A continuación se muestra una lista de diferentes características atribuidas a los diferentes estados. Cuando reconoce lo que está experimentando, puede comenzar a determinar cómo debe proceder.

Estado de hambre:

- ☒ Comer una comida o merienda saludable satisfará la sensación.
- ☒ Falta el deseo de un alimento en particular.
- ☒ El tiempo no detiene la sensación.
- ☒ Se siente débil, tiene dolor de cabeza o le retumba el estómago.

☒ Las sensaciones ocurren varias horas después de su última comida.

Ansia emocional:

☒ El tiempo cesará la sensación.

☒ Los sentimientos o deseos pueden ocurrir inmediatamente después de comer.

☒ Los sentimientos negativos a menudo agitan el deseo.

☒ Por lo general, se asocia con un alimento específico, como alimentos grasos, dulces o refrigerios salados.

☒ Los buenos sentimientos ocurren al principio, pero pueden volverse negativos después de comer.

☒ Las mujeres experimentan sensaciones intensas durante la menstruación y el embarazo.

☒ La dieta a menudo intensifica los deseos, especialmente si ha eliminado sus alimentos preferidos.

¿Qué es la sensación de hambre?

Comprender la verdadera sensación de hambre no siempre es tan fácil como parece. En los Estados Unidos, la mayoría de la población nunca necesita sentir hambre, por lo que la sensación de incomodidad o angustia emocional a menudo puede nublar los antojos y hacerlos aparecer como la sensación de hambre. Pero todos tenemos una palanca interna que se enciende cuando realmente tiene hambre. Cuando era un bebé, cuando sentía la sensación, probablemente lloraba para que sus padres supieran que tenía hambre. Cuando estaba lleno, probablemente sabía que, cuando era niño, dejaba de comer desenganchándose del seno o alejando la cabeza del biberón. Este comportamiento indica una comprensión innata de los sentimientos "hambre" y "saciedad".

Incluso cuando es niño, escucha a su cuerpo cuando decide que ha comido lo suficiente y no termina toda la comida en su plato, o pide más si todavía tiene hambre. El problema es que, generalmente con buenas intenciones, sus padres probablemente le animaron a terminar toda la comida en su plato a pesar de cómo se sentía. Tal vez le ofrecieron un regalo como recompensa por comer toda la comida en su plato. Desafortunadamente, lo que esto le enseñó de niño es que debe ignorar sus mensajes internos para complacer a alguien más, como sus padres.

Aquí es donde comenzó el comienzo de su adicción a la comida. O podría haber desarrollado más adelante en la vida. Pero la diferencia entre anhelar una comida y tener hambre es primordial en su éxito para superar la adicción. El hambre se define como "la sensación dolorosa o el estado de debilidad causado por la necesidad de comida". Cuando tiene hambre puede volverse malhumorado, desorientado o tembloroso. Podría sentirse mareado o vacío. Algunas personas tienen un ruido gruñido o retumbante en el estómago.

El hambre es algo que puede satisfacer y puede durar varias horas antes de volver a sentir la sensación de hambre. También es importante recordar que su cuerpo está programado para alertarlo cuando esté satisfecho y no necesite más alimentos. Este es el segundo lado del hambre: la saciedad. Los alimentos con alto contenido de azúcar, sal o grasa generalmente le hacen sentir lleno al principio porque causan hinchazón y retención de agua, pero rápidamente le harán sentir hambre nuevamente. En cambio, satisfacer su sensación de hambre con alimentos integrales que son diferentes en texturas y variados es el mejor enfoque para sentirse satisfecho.

¿Qué es un deseo emocional?

El hambre es una respuesta física a una necesidad corporal. La ansiedad es una respuesta emocional la cual es un impulso abrumador y poderoso. Puede desear muchas cosas, pero la comida es una de las adicciones más difíciles de enfrentar. Esto se debe a que un fumador puede dejar de fumar y nunca tiene que encender otro cigarrillo, o un alcohólico nunca tiene que beber otra bebida alcohólica, pero un adicto a los alimentos aún debe comer para sobrevivir. Esto significa que no puede cortar la comida de forma abrupta y seguir adelante en la vida. Debe aprender a reducir y controlar su consumo de alimentos, superando los síntomas y las tentaciones de abstinencia a su alrededor.

El daño psicológico durante un período de intenso anhelo emocional es que comienza a tomar decisiones irracionales. Las decisiones generalmente se inclinan hacia aliviar la incomodidad causada por el deseo. Parte del comportamiento irracional es la decisión de participar en algo que es deseable a pesar del impacto negativo que tiene en sus propios intereses a largo plazo.

Cuando anhela alimentos, experimenta seis cambios en su criterio que son temporales pero perjudiciales para sus objetivos a largo plazo y su bienestar general. Debajo están las seis alteraciones.

1. La mentalidad se estrecha

Durante los antojos emocionales, su cuerpo pasa de pensar en el futuro y se reduce al momento presente. Aumenta sus emociones, como sus deseos y sentimientos inmediatos, y minimiza sus objetivos y planes. Se encontrará considerando que su antojo es más importante que todas las demás influencias que le rodean.

2. Disonancia cognitiva

La incomodidad que experimenta cuando tiene dos o más creencias que se contradicen entre sí se conoce en psicología como "disonancia cognitiva". Por lo general, esto ocurre cuando una persona ha establecido valores que contradicen la información recién percibida. Cuando se encuentra en este estado, la persona necesita encontrar una manera de conciliar las contradicciones para aliviar las molestias. Cuando está en medio de un antojo emocional, por lo general razonará por qué necesita "ceder" al deseo en lugar de apoyar sus objetivos.

3. Autoconciencia

Parte de la autoconciencia significa que monitorea sus comportamientos para ayudarle a mantener el control de sus acciones. Cuando anhela emocionalmente la comida, es posible que tenga más dificultades para controlarle a sí mismo. Uno de los problemas más comunes con la adicción a la comida es que deja de controlar su mejor interés y comienza a priorizar sus impulsos, a pesar de que son inconsistentes con sus objetivos.

4. Sesgo de estado actual

Como cualquier adicto, la satisfacción inmediata es el foco de sus decisiones. A medida que la adicción se arraiga más profundamente, el deseo se convierte en el foco principal y, a veces, en el único. Piense en esto como "visión de túnel". Esto significa que puede comprender las ramificaciones peligrosas del comportamiento, pero elige ignorarlas de todos modos. Esto se debe a que la adicción anula su mejor juicio.

5. Percepción sesgada del tiempo

El sentido del tiempo, o su percepción del mismo, se sesgará durante los momentos intensos de ansiedad emocional. Por ejemplo, cuando está anticipando un cierto tipo de alimento mientras lo anhela, el tiempo parecerá moverse más lentamente que cuando no anhela el artículo. Si bien esto puede no parecer muy perjudicial, sí afecta el "reloj interno" y conduce a una tergiversación del tiempo. Puede hacer que se sienta más irritado o ansioso porque el tiempo "se mueve lentamente".

6. Brecha en la empatía

La teoría en el control del peso y la nutrición que considera la brecha en la empatía se llama "frío a caliente". Esta idea describe cómo no anticipará con precisión cómo se sentirá y actuará cuando surja un antojo. Por ejemplo, si ha comido una comida abundante y se siente satisfecho, puede pensar que cuando alguien le presenta un plato de papas fritas o helado, podrá decir que no. Se le considera "frío" cuando no desea un alimento y "caliente" cuando lo desea. El problema con esta percepción errónea es que no se está preparando para el éxito al minimizar la fuerza de un antojo y sobreestimar su "fuerza de voluntad" o la capacidad de su cerebro para anular el centro de placer.

El problema con los antojos es el enredo emocional con su razonamiento y percepción que a veces ni siquiera es consciente. Desafortunadamente, la mayoría de las personas no se dan cuenta o no entienden el poder que tienen los antojos emocionales sobre sus comportamientos, preferencias y actitudes. Especialmente no anticipan ni reconocen la fuerte influencia motivadora que tiene sobre ellos. Debido a esta falta de reconocimiento y comprensión, muchas personas se ponen, sin saberlo, en situaciones tentadoras que no son las mejores para su éxito en la superación de la adicción.

¿Cuál es la diferencia entre un antojo de hambre y un antojo emocional??

¿Alguna vez ha escuchado a alguien decir que es un "comedor emocional"? Dicen que cuando están felices, tristes, enojados, etc., comen sin pensar. Reconocer este hábito y este comportamiento es el primer paso para controlar la adicción y el comportamiento emocional, pero no se detiene allí.

Un problema importante en la cultura popular es la aplicación del término "ansiedad" tanto a "hambre" como a "angustia emocional". El cuerpo recibe mensajes mixtos e incluso en algunos casos la "anulación" o el rechazo de las señales debido al condicionamiento infantil.

Para ayudarlo a identificar si algo es un deseo emocional, no una verdadera señal de hambre, preste atención a los siguientes signos.

1. Desea un alimento específico.

La comodidad a menudo se asocia con la comida debido a su base y gratificación inmediata. Muchas veces hay un alimento específico al que se apega para ciertas emociones o situaciones. Piense en cuándo se siente enfermo y anhela la sopa de pollo de su abuela, o si está triste y quiere un helado. Especialmente cuando las cosas en su vida se sienten fuera de control, recurre a un cierto tipo de comida que le ayuda a sentirse más en control, a pesar de ser más un comportamiento emocional y adictivo que una decisión consciente.

2. Terminó una comida pero sigue comiendo.

Anhelar y comer emocionalmente es una forma de "llenar" un vacío que siente. Cuando comienza una comida pero continúa comiendo incluso después de haber terminado la comida principal, o come mucho más de lo que normalmente comería, esto es una señal de que está comiendo emocionalmente.

3. Comer es una carrera.

La alimentación emocional ocurre por antojos emocionales. Cuando anhela algo por razones emocionales, no es para satisfacer su hambre o disfrutar de la comida, es para llenar un vacío y liberar dopamina para que se sienta mejor. Esto significa que tiende a comer la comida deseada lo más rápido posible para los efectos, no para el disfrute. Además, debido a que es una forma de manejar situaciones emocionales, el proceso de comer se vuelve menos acerca de tomarse el tiempo para estar en el momento y se convierte en un tiempo para distraerlo del presente. En lugar de lidiar con la emoción, la suprime al comer su antojo y lo último que quiere hacer es prestar atención a las acciones que está tomando para evitar la situación.

4. Los eventos emocionales desencadenan episodios de alimentación

Una forma fácil de saber si anhela algo emocionalmente en lugar de tener hambre es el fuerte deseo de comer después de que ocurra algo emocional. El evento cargado de emoción puede ser positivo o negativo. Por ejemplo, podría haber recibido una gran bonificación y una gran promoción o podría haber perdido su trabajo inesperadamente. Cualquiera de los eventos altamente cargados emocionalmente puede causar ansiedad emocional intensa y episodios de alimentación emocional. Parte de la razón de esto es porque su cuerpo quiere estabilizar las emociones activando el centro de placer del cerebro. Quiere nivelarse, y comer es una forma de hacerlo.

5. Comer le hace sentir culpable

Incluso si no sabe conscientemente que está comiendo por razones emocionales, su subconsciente y su cuerpo lo reconocen. Es posible que no se dé cuenta de que algo provocó un antojo emocional y un episodio de alimentación posterior, pero cuando haya terminado, su cuerpo le enviará la respuesta opuesta que probablemente estaba buscando. Su cuerpo le dice que debe estar avergonzado y sentirse culpable. Le da señales físicas de que no fue bueno para usted en forma de malestar estomacal, náuseas o vómitos con los efectos secundarios negativos emocionales. Estos síntomas son signos de que sus antojos no fueron por hambre sino por angustia emocional.

Capítulo 3: La razón de sus antojos

Tómese un minuto para pensar en los antojos que tiene. Tal vez escriba una lista de todas las cosas a las que se siente atraído. Sea honesto consigo mismo. Si le pregunta a diez personas, casi todas podrían darle una lista de algunas cosas que anhelan constantemente. En un estudio reciente, la mayoría de los hombres y todas las mujeres admitieron algún tipo de antojo de alimentos en el último año. ¡Eso es significativo!

La ciencia detrás de sus antojos

Es posible que haya escuchado a la gente decir: "Todo está en su cabeza". Bueno, resulta que el dicho es correcto. En su cabeza, hay tres regiones que se activan cuando tiene un antojo. Estas áreas son específicamente responsables del placer y la memoria. Monell Chemical Senses Center descubrió que cuando ansía un alimento, su caudado, ínsula e hipocampo se activan. Si bien el centro de recompensas es importante para el progreso de los antojos de alimentos, se demuestra que las áreas de memoria son las más importantes para desarrollar el antojo. Estas áreas conectan la recompensa a una comida. Otro estudio realizado por el Dr. Adam Drewnowksi de la Universidad de Washington descubrió que evitar que el sensor de placer se comunique, es una forma de minimizar el antojo de alimentos ricos en azúcar y grasa. El Dr. Drewnowski encontró el éxito al bloquear los receptores de opiáceos del cerebro.

Drewnowski también agregó que las necesidades emocionales están asociadas con los antojos de comida. Él específicamente relacionó los antojos con alimentos ricos en carbohidratos debido al aumento de serotonina de estos alimentos. La serotonina calma el cuerpo, lo cual es especialmente preferido en momentos de alta ansiedad o estrés. Además, los resultados de la investigación muestran que el azúcar y los alimentos grasos tienen el mismo efecto calmante.

Cuando las ratas fueron expuestas a situaciones de alto estrés, en un estudio en la Universidad de California en San Francisco, los animales prefirieron comer alimentos azucarados y grasos. Cuando consumen estos alimentos, reducen sus hormonas relacionadas con el estrés. Esta acción ayudó a reducir la respuesta instintiva a luchar o volar.

Un artículo publicado en el American Psychological Society Observer señaló que la capacidad de los humanos para almacenar grasa es una ventaja genética a lo largo de nuestra evolución. Debido a esta capacidad de retener grasa, las personas pueden sobrevivir a la escasez de alimentos y al hambre. El exceso de calorías que nuestros cuerpos pueden retener cuando la comida es abundante, en forma de grasa corporal, nos permite sobrevivir largos períodos de tiempo cuando la comida es escasa. Esto es en parte por qué los antojos tienden a centrarse en los alimentos ricos en calorías. Nuestros cuerpos quieren almacenarse en caso de que los alimentos no estén disponibles nuevamente durante mucho tiempo.

Otro resultado interesante de varios estudios muestra que cuando no come una dieta variada, experimenta más antojos. Especialmente si los alimentos que come no tienen un sabor "bueno". Cuando algo sabe "bien", es más fácil crear una recompensa placentera con él. Tiene una mejor memoria asociada y esa memoria puede ser poderosa.

Muchas personas afirman que los alimentos que anhelan son carbohidratos, y aunque esto es cierto en cierta medida, la mayoría de las veces los alimentos también son ricos en grasas y azúcar. Por ejemplo, macarrones con queso, helados y papas fritas son ejemplos de alimentos ricos en carbohidratos y grasos. Las galletas y los helados también tienen un alto contenido de azúcar.

Consejos de antojo de alimentos

Drewnowski explica que restringir su dieta no facilita los antojos. De hecho, puede empeorarlos. Para aquellos con hábitos menos adictivos, comer unos chocolates o un tazón pequeño de helado puede satisfacer el antojo y es mejor para usted que tratar de cortarlo por completo. Pero para aquellos con adicciones a la comida, es más desafiante. Para ayudarlo con su adicción y mantener a raya los antojos, en lugar de comprar un cartón entero de helado o paquete de galletas, solo compre uno.

Otra opción es sustituir su antojo por una alternativa más saludable que sepa tan bien. Por ejemplo, un brownie bajo en calorías y bajo en grasa es mejor que la opción alta en grasa, pero su cuerpo solo será "engañado" para satisfacer sus deseos si la opción baja en calorías y baja en grasa también sabe bien. Un estudio realizado en la Universidad Estatal de Pensilvania, realizado por la Dra. Barbara Rolls, encontró que los participantes en una "dieta" disfrutaban los alimentos bajos en calorías tanto como las opciones habituales y estaban satisfechos. Además, los participantes que tenían cantidades mínimamente menores de alimentos con alimentos bajos en calorías no muestran más antojos de hambre que los que consumen las porciones y alimentos estándar.

Desafortunadamente, nuestra sociedad estadounidense no está diseñada para apoyar este tipo de alimentación saludable y controlada. En cambio, a su alrededor, es bombardeado con mensajes que necesita comer más y comer alimentos poco saludables. La comida chatarra y la comida rápida son de fácil acceso y baratas, y su comercialización la hace más atractiva y generalizada. Según los investigadores del Centro de Yale para los Trastornos de la Alimentación y el Peso, como el Dr. Kelly D. Brownell, la sociedad necesita cambiar completamente este mensaje y el entorno para apoyar los buenos comportamientos y relaciones alimentarias.

Debido a que no puede cambiar la forma en que se envían los alimentos y la salud en los Estados Unidos, puede hacer algunas cosas para mantenerse a sí mismo y su comportamiento. Una de esas cosas es evitar tener mucha hambre. Es bueno sentir la sensación de hambre, pero cuando tiene mucha hambre; su cuerpo se sobre compensará cuando comience a comer. Además, lo más probable es que elija opciones poco saludables para obtener rápidamente la fijación de saciedad y para "sentirse" mejor. En cambio, asegurarse de que solo coma cuando comience a sentir hambre y siempre tenga alimentos saludables disponibles son buenas maneras de evitar que ocurran estas situaciones.

Otra opción es llevar un diario para registrar sus antojos. Esto es especialmente útil si a menudo sucumbe a los antojos. Planee seguir sus antojos por un mínimo de un mes. Cuando sienta un antojo, escribe la hora del día, sus emociones, lo que desea y, qué y cuánto, terminaste comiendo. Al final del mes, revise lo que anotó y busque patrones. Busque cosas como un momento común del día o comida. Revise sus emociones para ver si una aparece con más frecuencia que otras. Cuando comience a identificar sus desencadenantes, puede comenzar a abordarlos.

Un método para abordar sus antojos y adicciones es prepararse con alimentos ricos en carbohidratos "inteligentes". Una dosis de carbohidratos que también es alta en grasas y azúcar puede ayudar a reducir las hormonas del estrés en el cuerpo, lo que puede ser algo bueno, siempre que se haga con moderación e inteligencia. Esto significa que elegir carbohidratos "inteligentes" puede ayudarlo. Por ejemplo, alcanzar un refrigerio integral o frutas y verduras frescas puede satisfacer sus antojos y proporcionarle un golpe de nutrición también. Considere sustituir ingredientes en sus alimentos favoritos para ayudarlo a satisfacerlo mejor. Por ejemplo, elija harina de trigo integral sobre refinada o aceite vegetal en lugar de canola.

Debido a la conexión entre las emociones y los antojos, es importante cuidarse para mantener su nivel de estado emocional. Todos los días, tomar decisiones para mantener bajos los niveles de estrés o evitar enojarse puede ayudar. Hacerlo puede ayudarlo a reducir sus antojos de alimentos "reconfortantes". Considere los antojos que encuentra como señales de que necesita tomarse un tiempo para nivelarse. Hay varias opciones para elegir que lo ayudarán a reducir su estrés y hacerlo feliz, lo que también puede ayudarlo a aliviar sus antojos. Algunas opciones a considerar incluyen:

- ☒ Camine afuera o haga una caminata.
- ☒ Leer un libro
- ☒ Conozca a un amigo o ser querido para tomar una taza de café.
- ☒ Disfrute de una sesión de mimos, como un tratamiento facial, manicura o pedicura.

Tomarse el tiempo para cuidarse significa darse permiso para que lo apoyen, jueguen o recarguen. Estas acciones hacen maravillas para su estado mental y físico, incluido ayudar a minimizar sus antojos y adicción a la comida.

Razones para sus antojos diversos (y específicos)

Los antojos son siempre un mensaje para su cuerpo. A veces es un mensaje que necesita cuidarse emocional o mentalmente, y otras veces es su mensaje evolutivo para almacenar grasa en caso de hambruna. Pero hay otros mensajes que su cuerpo puede estar enviándole que debe tener en cuenta. Identificar el mensaje real que su cuerpo le está enviando es primordial para su éxito en la elección de alimentos saludables. Comience por tomarse un momento para pensar en el deseo. Si está anotando sus antojos, este es un buen momento para respirar profundamente mientras escribe y reflexiona sobre el antojo. Cuando termine de escribir y reflexionar, piense qué es lo que hará que su cuerpo se sienta equilibrado nuevamente.

A continuación se muestra una lista de las razones más comunes para los antojos, además de las razones emocionales y mentales.

1. Necesita agua.

Su cuerpo es principalmente agua, pero lo está gastando constantemente durante todo el día. Esto significa que necesita reponerlo con frecuencia. Cuando tiene sed, su cuerpo a menudo lee este mensaje como hambre al principio. Por lo general, si no ha estado bebiendo mucha agua, su cuerpo le dice que necesita agua, no alimentos para encontrar el equilibrio. Para determinar si realmente tiene sed cuando siente un antojo, beba entre ocho y 16 onzas de agua y espere unos momentos para ver si los antojos disminuyen.

2. Hay deficiencias en su ingesta nutricional.

Su cuerpo necesita una mezcla de micro y macronutrientes todos los días. Cuando no obtiene lo que necesita, envía señales a su cuerpo para obtener más de los déficits. Cuando anhela la sal, por ejemplo, probablemente necesite más minerales. Los antojos de azúcar y cafeína también son señales para su cuerpo de que le falta energía debido a la falta de insuficiencia nutricional general.

3. Las hormonas están conduciendo.

Cada vez que sus hormonas fluctúan hacia arriba y hacia abajo, su cuerpo envía varias señales sobre lo que necesita. Los cambios en las ondas de testosterona y estrógeno pueden causar antojos únicos, pero la mayoría de las veces escucha sobre antojos cuando una mujer está actualmente en la menstruación o está embarazada. Los cambios hormonales en estas situaciones a menudo están fuera de su control; sin embargo, puede elegir opciones más saludables y sabrosas para satisfacer el antojo.

4. Las emociones acechan debajo de la superficie.

Los antojos emocionales y la alimentación ocurren con frecuencia en situaciones negativas. El ejercicio físico inapropiado, ya sea demasiado o poco, es un ejemplo la sensación de culpabilidad por los antojos emcionales. Otras situaciones más identificables incluyen una carrera estresante o una relación destructiva. Cuando se encuentra en estas situaciones durante un período prolongado de tiempo, come para sustituir sus necesidades emocionales con ciertos alimentos, a menudo poco saludables. En estas situaciones, en lugar de buscar el mensaje físico del cuerpo, mire el mensaje emocional que está enviando. ¿Qué necesidades emocionales estás tratando de compensar con ese deseo particular en ese momento?

5. Está eligiendo alimentos que son demasiado similares y no se proporciona una variedad saludable.

Algunos lo llamarían un hábito desequilibrado de comida yin y yang. Otros dirían que está comiendo demasiados alimentos que son altos en una categoría, como la proteína que está causando un antojo en una categoría opuesta como el azúcar. La proteína se considera un alimento "yang" o "contractivo", mientras que el azúcar es más "yin" o "expansivo". Otro ejemplo sería comer alimentos bien cocinados que a menudo crearán un antojo por alimentos crudos. Los alimentos cocinados o deshidratados son más "yang", mientras que los alimentos crudos se consideran "yin". Básicamente, el consumo extremo de un tipo de alimento desarrollará un deseo por un alimento opuesto para ayudarlo a equilibrarse.

Capítulo 4: Tratamiento de adicción a los alimentos

Es posible que ya haya respondido su pregunta sobre su adicción a la comida. Puede que se haya dado cuenta de que tiene una secuencia química que ocurre una y otra vez, lo que lo atrae hacia sus antojos habituales. ¿Pero qué puede hacer al respecto? ¿Cómo puede realmente tratar su adicción a la comida? El primer paso en cualquier cambio importante en la vida, incluido el cambio de sus hábitos alimenticios, debe tomarse bajo la guía de su médico de atención primaria. Consulte con ellos primero sobre sus preocupaciones y discuta las opciones de tratamiento que podrían ser mejores para usted.

Si ignora su adicción a la comida o deja que continúe durante mucho tiempo, corre el riesgo de desarrollar diabetes, trastornos alimenticios y obesidad. Si ya lucha con alguna de esas enfermedades, no tratar su adicción a la comida puede empeorarlas. La mayoría de los planes de tratamiento que discutirá con su médico incluirán varios pasos. Es importante que no omita ninguno de los pasos que usted y su médico describen. Además, trate cada paso tan importante como los demás a pesar de su parcialidad personal. Estos dos recordatorios son críticos para su éxito.

Además de trabajar con su médico de atención primaria, es útil también buscar un consejero de salud mental. Un terapeuta o consejero podrá ayudarlo con el lado mental de la adicción. La adicción a la comida reside principalmente en su mente, con vías neuronales forjadas con su memoria y centros de placer del cerebro. Un terapeuta puede ayudarlo a comenzar a distinguir cuáles son sus desencadenantes, cómo reconectar su procesamiento mental y ayudarlo con cualquier necesidad emocional que pueda tener. Recuerde, su adicción a la comida puede provenir de la infancia, lo que significa que estos hábitos están profundamente arraigados, pero pueden haber surgido otros problemas por los que utilizó alimentos para ayudarlo a cubrirse. No necesita enfrentar estas emociones y situaciones difíciles solo.

Trabajando con sus médicos, puede encontrar sus alimentos desencadenantes. Estos son los alimentos a los que recurre cuando anhela algo o tiene que lidiar con una situación emocional. Algunas personas gravitan hacia los alimentos grasos con muchos carbohidratos, mientras que otros prefieren los alimentos dulces. Cuando sabe lo que anhela y lo que desencadena sus hábitos de adicción a la comida, puede comenzar a ser más consciente de los mensajes de su cuerpo y reelaborar sus conductores de placer. Además de admitir primero que tiene una adicción a los alimentos, identificar sus alimentos desencadenantes es el paso principal en el proceso de tratamiento.

Recuerde que cortar sus alimentos desencadenantes por completo no es un enfoque exitoso. Por lo general, tratar de hacer esto resulta en un revés importante, causando aún más angustia mental y atracones alimenticios dañinos. En cambio, considere reducir lentamente. Por ejemplo, cuando tenga un antojo, primero coma algo saludable como palitos de zanahoria o una manzana, y luego tómese una porción del alimento desencadenante. A medida que continúe con este suplemento, comience a cambiar el tamaño de las porciones de alimentos saludables en comparación con los alimentos desencadenantes. Quizás comenzó con tres palitos de zanahoria antes de un tazón o dos de helado. Luego, la próxima vez, tenía 4 palitos de zanahoria y un poco menos de helado. A continuación, tiene cinco palitos de zanahoria y menos helado, etc. A medida que continúa este proceso, lentamente comenzará a asociar los palitos de zanahoria con la liberación de dopamina y no con la elección de alimentos poco saludables. Esto lo ayudará a eliminar los antojos de alimentos poco saludables y a controlar su adicción a los alimentos.

La dopamina que causa sus antojos es la respuesta química en su cerebro que necesita superar o volver a cablear. Si sustituir una comida por una opción más saludable no es una opción, entonces considere hacer ejercicio. La actividad física también libera dopamina y ayuda a controlar su peso. Esto lo convierte en una de las opciones más atractivas para el tratamiento porque tiene la capacidad de mantener el peso y minimizar los antojos. Si se une a un gimnasio o centro de acondicionamiento físico donde conoce a otras personas que desean estar y mantenerse saludables, también puede disfrutar de la motivación adicional.

Desafortunadamente, el camino para superar la adicción a la comida no es fácil, pero es uno que puede alcanzar hasta el final. Una parte importante del tratamiento es tener un fuerte sistema de apoyo a su lado durante todo el proceso. Busque personas a las que pueda recurrir, como un amigo, un familiar, un médico o un consejero para ayudarlo a mantenerse en el camino y motivado.

Objetivos del Tratamiento de adicción a los alimentos

No se puede "curar" la adicción a los alimentos, pero se puede superar según el Instituto de Adicción a los Alimentos. La mejor manera de superarlo es abordar el tratamiento con más de un método. Cuando busca tratamiento, puede entrar en remisión y ayudar a reparar el daño económico, social y psicológico.

Algunos de los objetivos del tratamiento para la adicción a la comida incluyen:

1. Responder a los problemas mentales asociados con la adicción a la comida. Por ejemplo, autoestima y culpa reducidas.
2. Minimizar comer en exceso.
3. Ayudar en objetivos de pérdida de peso.

Al igual que otros programas de tratamiento de adicciones, existen grupos de apoyo y terapeutas que pueden ayudar. El uso de estos recursos lo asiste a minimizar los antojos y a detener posibles recaídas. Dependiendo de la situación, a veces se pueden recetar medicamentos para ayudar a detener los episodios de atracones o para controlar el apetito.

Expectativas de eliminación

Nuevamente, como otras adicciones, puede haber síntomas de abstinencia acompañantes. Algunos son similares a otras adicciones como el alcohol o las drogas, mientras que otros son exclusivos de la adicción a la comida. Además, algunas personas no experimentan ningún síntoma de abstinencia. La variación de los síntomas depende de la composición corporal de cada persona y de los alimentos a los que son adictos.

Algunos de los síntomas de abstinencia más comunes que experimentan las personas al desintoxicarse de la adicción a la comida incluyen:

☒ aumento de los períodos de agotamiento.
☒ problemas para dormir
☒ cerebro "borroso" o "brumoso" o problemas para concentrarse
☒ dolor de cabeza
☒ períodos repentinos de antojos

La adicción a la comida puede causar otros problemas de salud, especialmente cuando ha sido un problema durante un período prolongado de tiempo. Debido a los problemas de salud adicionales, algunos de los síntomas experimentados durante el tratamiento pueden no estar directamente relacionados con los síntomas de abstinencia de la adicción en sí. A veces, estos otros problemas subsidian los síntomas de abstinencia de adicción a los alimentos. Por eso es importante trabajar con un profesional de la salud o un equipo de Tratamiento de adicción a los alimentos. Debe asegurarse de que los síntomas no sean peligrosos para su salud en general.

Tipos de planes de tratamiento

Cualquier persona que padezca un trastorno alimenticio, incluido la adicción a la comida, puede asistir a un centro de tratamiento residencial para pacientes hospitalizados. Al elegir esta opción, el paciente acepta vivir en el centro durante un período de tiempo determinado. La mayoría de los programas requieren participación durante al menos 28 días, pero dependiendo del programa y las situaciones, algunos centros tienen programas que duran hasta un año, así como varios períodos de tiempo intermedios.

Elegir un plan de tratamiento para pacientes hospitalizados puede proporcionar los siguientes beneficios.

1. Otros participantes que también enfrentan adicciones similares a la comida y la alimentación pueden brindarle apoyo durante este tiempo.
2. Los grupos, la terapia, la medicación y la supervisión de desintoxicación están disponibles en un solo lugar con un equipo de profesionales.

3. El transporte para llegar y salir de las sesiones de tratamiento no es un problema.
4. Vivir en las instalaciones significa que todas las comidas se proporcionan cuidadosamente preparadas y programadas para minimizar comer en exceso u otros hábitos negativos relacionados con las comidas.
5. El mundo exterior no puede proporcionar ningún estrés o desencadenante mientras está en el centro, por lo que se evitan los mensajes de marketing o estrés relacionado con el trabajo.

A veces, registrarse en un centro no es una opción y necesita tratamiento a tiempo parcial. Los centros ambulatorios ofrecen servicios similares a sus pacientes, pero son más flexibles con los horarios. Las personas que más se benefician de un centro ambulatorio son aquellas que no tienen adicciones graves o aquellas que aún necesitan participar en sus vidas externas, como con la familia o su carrera.

Elegir un plan de tratamiento ambulatorio puede proporcionar los siguientes beneficios.

1. Programas de 12 pasos, similares al programa Alcohólicos Anónimos.
2. Grupos para reunirse para compartir y motivarse mutuamente para superar la adicción a la comida.
3. Grupos para reunirse para la terapia.
4. Asesoramiento individual.

Para aquellos que desean más comodidad y lujo que una instalación de tratamiento convencional, hay centros ejecutivos o de lujo disponibles. Por lo general, son más lujosos que los centros estándar, lo que a su vez los hace más caros. El beneficio de una instalación como esta son las medidas de privacidad adicionales y los servicios de lujo. Por ejemplo, algunos centros ofrecen:

1. Terapias fuera de las metodologías tradicionales.
2. Meditación y sesiones de yoga para la recuperación.
3. Centros recreativos y de acondicionamiento físico.
4. Terapia equina
5. Golf
6. Comida preparada por chefs gourmet.
7. Jacuzzis y piscinas
8. Acupuntura
9. Tratamientos de spa
10. Terapia de masaje
11. Habitaciones con vistas panorámicas como el océano o la montaña.
12. Habitaciones privadas

Algunas de las terapias más tradicionales o convencionales que se usan para tratar la adicción a los alimentos incluyen terapias cognitivas o dialécticas, asesoramiento sobre nutrición y dieta y psicoterapia. El propósito de estas terapias es ayudarlo a minimizar comer en exceso, perder peso y superar los problemas psicológicos asociados con la adicción. Estas terapias se usan tanto en centros hospitalarios como ambulatorios.

La TCC o terapia cognitiva conductual es una terapia de tratamiento diseñada para instruir a los pacientes sobre cómo usar sus propios sentimientos y pensamientos para superar la adicción a la comida y sus comportamientos aprendidos. Debido a que el Tratamiento de adicción a los alimentos es más exitoso cuando los alimentos se consumen con moderación en lugar de eliminación, esta terapia se usa con frecuencia debido a su enfoque. Además, la TCC ofrece a los pacientes herramientas para hacer frente y prevenir las recaídas, así como para identificar sus desencadenantes de todo tipo de comportamiento adictivo, incluida la adicción a la comida.

Otra terapia, la terapia conductual dialéctica o TCD es un método utilizado para pacientes con personalidades límite en algunas situaciones, pero se ha demostrado que ayuda a los pacientes con adicción a la comida. Parte de la terapia es guiar a los pacientes a elegir relaciones saludables, regular sus emociones y lidiar con el estrés. A través de estas adaptaciones de comportamiento, los pacientes aprenden a dejar de usar alimentos para aliviar su estrés.

Se brinda asesoramiento sobre dieta y nutrición a los pacientes para que puedan aprender a cultivar hábitos alimenticios buenos y saludables. A diferencia de otros trastornos en los que puede eliminar la sustancia por completo de su vida, la adicción a la comida requiere que aprenda a recuperarse mientras está expuesto y utiliza la adicción. Es por eso que se necesitan consejeros o dietistas para ayudar a los adictos a la comida a recuperarse sin morir de hambre.

La psicoterapia es otra intervención conductual que ayuda a los pacientes a minimizar los episodios de comer en exceso al enfocarse en la comunicación saludable y las relaciones interpersonales. Es importante que un adicto a los alimentos tenga un sistema de apoyo saludable y de apoyo, y la psicoterapia interpersonal puede ayudar a desarrollar este entorno. Además, trabajar a través de problemas emocionales relacionados con diversas relaciones, junto con habilidades de comunicación, se utiliza para ayudar a los pacientes a desarrollar conexiones saludables.

Medicamentos que pueden usarse en el tratamiento

Solo hay unos pocos medicamentos que han demostrado tener éxito en el Tratamiento de adicción a los alimentos. La mayoría solo están disponibles a través de profesionales y en instalaciones de tratamiento. Los medicamentos recetados más comunes incluyen:

1. Vyvanse: un medicamento común para pacientes con TDAH. Este estimulante ayuda a reducir el apetito y puede ayudar en promedio a trastornos alimenticios severos. Algunos de los efectos secundarios de este medicamento incluyen problemas para dormir, dolores de cabeza y sequedad de boca. Además, se considera una sustancia controlada y puede convertirse en hábito.

2. Topamax: un medicamento común para pacientes que experimentan convulsiones. Este medicamento también ayuda a suprimir el apetito y reducir comer en exceso. Los efectos secundarios incluyen cálculos renales y mareos.

3. Antidepresivos: los ISRS o los inhibidores selectivos de la recaptación de serotonina pueden ayudar a minimizar el comer en exceso en algunos pacientes. Algunos médicos sospechan que esto se debe a que mejora el estado emocional de los pacientes, minimizando las emociones negativas que pueden conducir a comer en exceso o desencadenar la adicción a la comida. Los efectos secundarios incluyen nerviosismo, cambios en el deseo sexual y náuseas, entre otros.

Para buscar apoyo fuera de los profesionales médicos y de medicamentos, muchas personas con adicción a la comida buscan programas de 12 pasos o grupos de apoyo para recibir tratamiento. Los programas de 12 pasos para la adicción a los alimentos se basan en los programas de Alcohólicos Anónimos y requieren la asistencia de un patrocinador. Estas opciones a menudo incluyen reuniones con otras personas que luchan contra la adicción a la comida. Algunos de los programas más comunes de 12 pasos para la adicción a los alimentos son los adictos a los alimentos en Recovery Anonymous, los adictos a los alimentos anónimos, los comedores anónimos y los comedores compulsivos anónimos. Algunos programas están más estructurados que otros y cada uno tiene su propio enfoque para ayudarlo con su adicción a la comida. Es recomendable que trabaje con su equipo médico y su propia ubicación y preferencias para determinar si uno de estos grupos es el mejor apoyo motivador para su plan de tratamiento.

Capítulo 5: Métodos para controlar tus antojos

A veces, su cuerpo le envía un antojo de alimentos, incluso cuando ha estado superando algunos de sus desencadenantes. Cuando ocurren estos desencadenantes, es posible que algunos de esos antojos sean mensajes reales de su cuerpo que le dicen que necesita algo específico. Probablemente le falta un nutriente y su cuerpo está tratando de decírselo, pero su mente está asociando un determinado alimento como fuente de ese nutriente. Para ayudarlo a controlar sus antojos, considere seleccionar una alternativa más saludable que le proporcione a su cuerpo los nutrientes que necesita. A continuación se muestra una tabla de algunos de los antojos comunes y lo que su cuerpo podría estar diciéndole.

Antojo	Nutriente Necesario	Alternativas Saludables
Pan	Nitrógeno	Proteínas como pescado y nueces
Aperitivos grasos y aceitosos	Calcio	Vegetales verdes como el brócoli o queso.
Té o café	Ácido Fosforoso	Pollo, nueces, lácteos
	Azufre	Arándanos, col rizada
	Sal	Vinagre de manzana, sal marina
	Hierro	Carnes, vegetales verdes, cereza negra

Alcohol o drogas	Proteína	Carne, nueces, lácteos
	Avena	Avena, granola
	Calcio	Vegetales verdes como el brócoli o queso
	Glutamina	Jugo de col o suplemento en polvo
	Potasio	Aceitunas secas, algas, vegetales verdes
Chocolate	Magnesio	Nueces, semillas, frutas
Comidas dulces	Cromo	Vegetales verdes como el brócoli, uvas, queso.
	Carbón	Frutas
	Fósforo	Proteínas como carnes y pescados, huevos, lácteos, nueces.
	Azufre	Arándanos, col rizada
	Triptófano	Queso, pasas, espinacas
Comida quemada	Carbón	Frutas
Masticar hielo	Hierro	Proteína, cereza negra, vegetales verdes
Soda	Calcio	Vegetales verdes como el brócoli, o queso

Alimentos salados	Cloruro	Pescado, sal marina
Alimentos ácidos	Magnesio	Nueces, semillas, frutas
Alimentos líquidos sobre sólidos	Agua	¡Agua!
Sólido sobre alimentos líquidos	Agua	¡Agua!
Bebidas frías o heladas	Manganeso	Nueces, bayas
Antojos durante la menstruación	Zinc	Proteína, tubérculos, vegetales de hoja verde
Pérdida de apetito	Vitaminas del grupo B	Frutos secos, carnes, legumbres
	Manganeso	Nueces, bayas
	Cloruro	Pescado, sal marina
Tabaco	Silicio	Semillas de nuez
	Tirosina	Naranjas o suplemento de vitamina C, frutas, verduras

Antojos generales	Silicio	Semillas de nuez
	Triptófano	Queso, pasas, espinacas
	Tirosina	Naranjas o suplemento de vitamina C, frutas, verduras

Los antojos pueden ser una fuerza impulsora poderosa que puede sentir que lo están "obligando" a tomar una decisión que de otra forma no haría si pudiera seguir su mejor juicio. Los antojos pueden afectar a cualquier persona, a cualquier edad, y pueden causar cantidades increíbles de daño cuando no se controlan. A menudo, los antojos están asociados con un caso débil de desnutrición. Muchas personas que viven en los Estados Unidos entran en esta categoría debido a la falta de alimentos integrales densos en nutrientes y la abundancia de alimentos procesados y sustitutos en su dieta. El cuerpo luego envía mensajes al cerebro de que necesita ciertos nutrientes. Sin embargo, el cerebro no sabe exactamente cómo responder a los mensajes. Su subconsciente sabe que necesita fósforo, pero su mente consciente no sabe a qué sabe. En cambio, su cuerpo le dice que necesita algo dulce. Esa es una comida que su mente consciente comprende y con la que está familiarizada. Los dulces le ofrecerán una fuente de fósforo, pero es mucho mejor que agarre un puñado de nueces que otra rebanada de pastel.

Comprender los mensajes que su mente consciente le está enviando como una interpretación de los mensajes de su subconsciente es una forma de ayudar a superar los antojos y vivir una vida más sana y controlada.

Ajuste de su cableado mental

A veces, sus antojos son más básicos que un mensaje malinterpretado con respecto a su falta de nutrientes. A veces, sus antojos se deben a que su cuerpo quiere "sentirse bien". Está buscando el próximo "alto" o liberación de dopamina, y recuerda algunas de las últimas veces que se sintió de esa manera. Muchas veces comienza a vincular ciertos alimentos como dulces o bocadillos salados con la liberación de dopamina y la sensación de "sentirse bien". Quizás su "comida reconfortante" sea algo rico en carbohidratos o muy procesado. Los químicos e ingredientes en muchos de estos alimentos reconfortantes liberan dosis más grandes de dopamina, lo que le da a su cerebro lo que quiere a pesar de lo que el cuerpo realmente necesita. Queda atrapado en este ciclo de comer en exceso o comer con comodidad, especialmente durante momentos cargados de emociones.

Durante un período de deseo intenso, su cerebro activa regiones específicas. Las áreas responsables de la memoria son las que pueden recordar los alimentos que lo reconfortaron una vez. El centro de placer envía un fuerte mensaje de que la comodidad es necesaria, a menudo anulando todos sus otros pensamientos y preferencias. Un estudio informó que los participantes con sobrepeso a menudo tienen más actividad en los centros de placer durante un antojo que las personas con peso promedio. Es por eso que algunos medicamentos que suprimen el apetito se centran en los neurotransmisores para aumentar la noradrenalina y la serotonina.

Su cuerpo necesita un cierto nivel de grasas y azúcares naturales para prosperar. Pero comer demasiado crea un desequilibrio. Los alimentos con mucha azúcar y grasa generalmente tienen muy pocos nutrientes pero muchas calorías. En siglos pasados, tener un poco de sobrepeso o mucho sobrepeso era un signo de riqueza y abundante comida. También se pensó que era más saludable que las personas promedio o con bajo peso. Desafortunadamente, superar el peso corporal ideal para su edad, estatura y género no es saludable. De hecho, cuando una persona es obesa, lo más probable es que esté muy desnutrida con una tendencia a consumir comida chatarra y alimentos con muy pocos nutrientes. Existe una correlación entre los porcentajes de sobrepeso en libras que una persona tiene con sus malos hábitos alimenticios. Cuanto más a menudo coma alimentos con bajas concentraciones de leptina y alto nivel de gherlins, o los alimentos con alto contenido de grasas y carbohidratos, más difícil será para su cuerpo regular la saciedad y el hambre. Estas opciones de alimentos restringen la pérdida de peso por una variedad de razones, incluido el efecto secundario de no permitir que su cuerpo detecte cuándo dejar de comer.

Su salud intestinal también es un factor

Hay buenas bacterias en su intestino. Esta microflora lo ayuda a descomponer sus alimentos en los nutrientes que su cuerpo puede absorber y transmite los alimentos poco saludables para que no se "pegue". Cuando come en exceso o come alimentos poco saludables, crea un desequilibrio de sus bacterias intestinales. Este desequilibrio se llama disbiosis. La disbiosis altera la función de sus intestinos y afecta negativamente su bienestar y salud en general. Sin las bacterias buenas, las bacterias malas comienzan a acumularse. Estas bacterias prosperan en un ambiente ácido, de levadura o azucarado. Debido a que la bacteria es una fuerza poderosa pero dañina que crece en su cuerpo, comienza a enviar señales para obtener más de lo que quiere a pesar de las ramificaciones negativas. Anhelará alimentos ricos en levadura, azúcar o ácido. Cuanto más ceda a la ansiedad, más atractivo se convierte su ambiente intestinal para las bacterias malas. La mejor manera de curar los antojos relacionados con su salud intestinal es eliminar estos alimentos de su dieta. Afortunadamente, no necesita azúcares artificiales o refinados y levadura para sobrevivir, por lo que es posible eliminarlos sin morirse de hambre.

El efecto de los opioides

Un opioide crea una respuesta química que le hace sentir bien por un corto período de tiempo. Los receptores opioides se unen con el opioide químico psicoactivo en el tracto gastrointestinal y el sistema nervioso central y periférico principalmente. Los opioides son químicos naturales que se encuentran en plantas y flores como las amapolas y también se convierten sintéticamente en drogas como la metadona. Los opioides naturales que se encuentran en las amapolas pueden convertirse en drogas como la heroína y la morfina.

Algunos alimentos también contienen opioides. Cuando come estos alimentos, se comunican con su cuerpo como otras formas de productos químicos. Le hacen sentir bien por un tiempo y luego lo estrellan, haciéndole buscar la próxima "solución". Algunos alimentos conocidos por su contenido de opioides incluyen gluten, trigo y lácteos.

Las exorfinas de gluten, un opioide creado durante la digestión del gluten, se desarrolla a partir de piezas de péptidos. Piense en la última vez que comió mucho pan o pasta. ¿Se sintió mareado o casi eufórico? Estas respuestas inmediatas son los efectos de la digestión del gluten y sus respuestas similares a las drogas. El trigo también contiene una proteína llamada gliadina. A medida que su cuerpo digiere el trigo, su cuerpo crea otro péptido fragmentado llamado Gliadorphin, que es similar a los opioides. Comienza a anhelar más trigo cuando estos péptidos fragmentados se unen a los receptores de opiáceos del cerebro. Esta respuesta es la razón por la cual es difícil comer solo un pedazo de pan. El estrecho vínculo entre el gluten y el trigo también se produce en el intestino. Cuando digiere cualquiera, comienza a experimentar respuestas de inflamación. Por ejemplo, puede experimentar efectos secundarios como cerebro brumoso, eructos e hinchazón. Todas estas reacciones y respuestas corporales son una indicación de que su intestino está inflamado.

Observe cómo se siente cuando come gluten o trigo y busque cualquiera de los efectos secundarios identificados anteriormente. Si nota alguna de estas respuestas, intente reducir o eliminar el gluten y el trigo para ver si los cambios en la dieta hacen que los síntomas se disipen. El gluten se puede encontrar en lugares inusuales. Puede pensar en el gluten como alimentos como galletas, pasteles, pastas, pan y harina, pero también puede encontrar gluten en salsas. Ciertos medicamentos, salsas de tomate e incluso la salsa de soya pueden contener gluten debido a los espesantes utilizados. Para ayudarlo a minimizar o eliminar el gluten de su dieta, asegúrese de leer las etiquetas de los alimentos que planea comer para asegurarse de que indiquen claramente que no contiene gluten. Esta designación significa que el gluten no es detectable en los alimentos.

La Casomorfina es un péptido que imita los efectos de un opioide y se desarrolla a partir de la proteína Caseína. Las caseínas son frecuentes en los productos lácteos, lo que hace que los lácteos sean un alimento altamente adictivo. Es por eso que puede resultar difícil comer solo un pequeño trozo de queso cuando se le presenta una tabla de quesos deliciosa. Otras dos proteínas que se encuentran en los lácteos, a-lactoglobulina y a-lactalbúmina también desarrollan péptidos fragmentados llamados a-Lactorphin. Estos también imitan los efectos de los opioides.

Más sobre el poder de los antojos de queso

El calcio necesita la hormona estrógeno para su absorción. Si anhela los lácteos, su hormona estrógeno podría estar desequilibrada. Puede regular sus hormonas comiendo lácteos, pero si sus antojos se vuelven extremos y conducen a comer en exceso, lo más probable es que necesite encontrar métodos alternativos para regular sus hormonas.

Además, si está tomando antidepresivos, podría experimentar la "reacción del queso" o la interferencia de ciertos quesos con el medicamento. El queso envejecido o fermentado tiene grandes cantidades de tiramina, un químico que puede acumularse en su cuerpo cuando toma antidepresivos. Cuando no está tomando este medicamento, su tracto digestivo contiene una enzima que controla los niveles de tiramina, pero el medicamento interfiere con la función de esta enzima, lo que permite que los niveles se salgan de control. Cuando esto sucede, puede experimentar presión arterial alta, problemas cardíacos, desorientación, náuseas, vómitos y dolores de cabeza. Hay otros alimentos que tienen altos niveles de tiramina, incluida la cerveza, alimentos en escabeche, chucrut, tofu, berenjena, aguacate, piña, maní, plátanos, levadura, coco, legumbres, salsa de soja y carnes curadas. Estos también deben comerse con moderación o evitarse si está tomando antidepresivos.

Formas sugeridas para curar los antojos con alternativas más saludables

Antojos	Alternativa

Alcohol	Caldo de hueso
Pan de molde	Queso cottage
Carbohidratos	Lentejas, legumbres o semillas
Chocolate	Nueces o semillas
Queso	Almendras, nueces o pescado
Alimentos con aceite y grasa como helado, mantequilla o hamburguesas.	Almendras, nueces o pescado
Alimentos salados como papas fritas o aceitunas	Cítricos o mariscos
Alimentos agrios como limones o vinagre	Frutas, verduras o nueces.
Refrescos o bebidas gaseosas	Queso, almendras o vegetales verdes

Para ayudar durante períodos específicos de antojo

Tiempo de antojo	Alternativa
Atracones nocturnos	Proteína, huevos o requesón
Pérdida de apetito	Nueces o legumbres
Premenstrual	Nueces, frutas o carnes rojas

No importa cuál sea el deseo, hay una razón física y mental para ello. Ahora que comprende por qué tiene un antojo, puede usar las herramientas de este Capítulo para ayudarlo a superar el intenso poder del antojo y mantenerse en el camino de sus objetivos de pérdida de peso, salud o bienestar.

Algunas sugerencias finales

- ☒ A menudo, eliminar la adicción abruptamente no tiene éxito. Considere reducir lentamente para eliminar ciertos alimentos con el tiempo.

- ☒ Aprenda lo que le falta a su cuerpo escuchando las señales y luego eligiendo los alimentos que satisfagan las necesidades nutricionales.

- ☒ Considere algunos medicamentos reales como los lácteos y el gluten. Trabaje para eliminarlos de su dieta primero para controlar sus antojos.

- ☒ Esté atento a los momentos del día o situaciones que provocan comer en exceso o ansias intensas. Elija alimentos que satisfagan las necesidades de su cuerpo y que también lo hagan sentir lleno y satisfecho.

Capítulo 6: Cómo recuperar hábitos alimenticios saludables

La mayoría de las personas saben que necesitan comer de manera saludable. De hecho, a estas alturas probablemente reconozca la oportunidad en su propia dieta de comer más saludablemente. Pero la realidad es que la mayoría de las personas no eligen constantemente alimentos saludables con la frecuencia que desean. Afortunadamente, hay maneras en que puede comer más saludable y apegarse a sus buenas elecciones.

La motivación y la fuerza de voluntad a menudo se atribuyen a su capacidad para cambiar sus acciones o desarrollar mejores hábitos. De hecho, ¡su entorno tiene tanto o más que ver con su comportamiento que su fuerza de voluntad! Su entorno puede influir en una variedad de sus elecciones, pero definitivamente tiene un impacto dramático en su comportamiento alimenticio. En su mayor parte, los mensajes que recibe sobre los alimentos, tanto directa como indirectamente, impactan las decisiones que toma sobre el consumo de algo.

Por ejemplo, un estudio realizado durante más de seis meses en el Hospital General de Massachusetts por la Dra. Anne Thorndike reveló que la forma en que se muestran los alimentos tuvo un impacto significativo en las elecciones de alimentos de los participantes. Thorndike publicó sus resultados en el American Journal for Public Health revelando que cuando ella y su equipo de investigación simplemente reorganizaron la cafetería en el hospital, la gente compró más agua y las ventas de refrescos cayeron dramáticamente. De hecho, las ventas de agua aumentaron en casi un 26% y las de refrescos disminuyeron en aproximadamente un 11%. Thorndike no cambió los mensajes en la habitación ni eliminó los refrescos como una opción, sino que simplemente se aseguró de agregar agua en todos los enfriadores de bebidas y en otros lugares de la cafetería. Ella y su equipo solo ajustaron el entorno, alentando a las personas a tomar una decisión más saludable al hacer que esté más disponible y funcionó. Facilitaron la salud. Ese es el poder de su entorno.

Ahora imagine la influencia de su entorno sobre usted cuando está distraído, cansado o estresado. Cuando ya es vulnerable, no quiere agregar nada estresante a su plato. En cambio, opta por la opción más fácil y eso incluye cocinar o buscar la cena. En su lugar, elige la opción más fácil en su entorno.

La buena noticia es que si organiza su entorno de una manera que favorezca una alimentación saludable, facilitará la recuperación de sus hábitos alimenticios saludables. Al igual que el experimento de Thorndike, no es necesario que elimine nada ni cambie los mensajes que le rodean. Solo necesita hacer que elegir opciones saludables sea más fácil para usted, especialmente para los momentos en que está desgastado.

Alimentación saludable sin reconocimiento

Otro investigador identificó el impacto que tiene su entorno en sus conductas alimentarias saludables. El profesor de la Universidad de Cornell, Brian Wansink, observó a varios participantes en una variedad de estudios organizados y descubrió cómo puede tomar decisiones más saludables cambiando su entorno y "engañando" a su mente para que ni siquiera se dé cuenta del cambio. A continuación se presentan algunos de los consejos que Wansink publicó en varios lugares, incluido su libro, *Mindless Eating*.

1. Cambie sus vasos.

Si desea tomar menos bebidas no saludables, cambie sus vasos grandes y rechonchos por opciones más altas y delgadas. Estos vasos retendrán menos líquido, pero parecen ser más. Esta es una ilusión óptica, por supuesto, pero su mente no sabrá la diferencia cuando vea el vidrio vertical alto y delgado. Wansink descubrió, de hecho, que cuando bebe de un vaso alto y delgado, en realidad bebes casi un 20% menos que en una versión más corta. Si bien esto no es útil para aumentar su consumo de agua, es beneficioso cuando desea reducir las bebidas no saludables como los refrescos o el alcohol.

2. Elija los platos pequeños.

Las porciones más grandes caben en platos más grandes. Cuando tienes más comida frente a usted, come más. Wansink cambió los platos más grandes, del tamaño de una cena, con platos de ensalada y descubrió que los participantes comieron aproximadamente un 22% menos de comida en general durante el año en que los estudió. De nuevo, esto es una ilusión óptica. Puede colocar la misma cantidad de comida en el plato grande y sentir que no es suficiente, pero cuando está en el plato pequeño, se siente lleno. Su cerebro cree que está obteniendo menos en un plato grande no lleno, pero satisfecho cuando come toda la porción del mismo tamaño del plato más pequeño.

3. Ponga opciones saludables al frente y al centro.

Llenar un tazón con nueces, frutas o verduras preparadas y ponerlo donde pueda agarrarlo rápidamente hace que sea más fácil y más probable que tome algo saludable para picar en una pizca que una bolsa de papas fritas u otra opción de refrigerio poco saludable. Poner los alimentos saludables donde los verá primero lo ayudará a tomar una buena decisión sin tener que pensar mucho más en ellos.

4. Colorido es la clave.

Desea comer más vegetales, pero desea reducir el consumo de otros alimentos como papas con almidón o pastas cargadas de carbohidratos. Cuando su plato coincide con el color de su comida, tiende a poner más de esa comida en el plato porque su cerebro no puede notar la diferencia entre la comida y el plato fácilmente. Pero cuando contrasta marcadamente, puede controlar mejor sus porciones. Por esta razón, elija platos que sean de color verde más oscuro o incluso azul. Esto permitirá que su mente aliente naturalmente más vegetales verdes, pero le servirá menos opciones poco saludables.

5. Compre en porciones grandes los alimentos saludables.

Cuando desee hacer que la salud sea prominente y fácil, colóquela en un recipiente grande. Las cajas grandes ocupan espacio, son más obvias y un poco engorrosas. No puede negar que están allí. Cuando no puede olvidar que están allí, es más probable que lo coma. Por el contrario, si coloca alimentos poco saludables en recipientes pequeños, es posible que estén ocultos en su cocina por largos períodos de tiempo, causando poca tentación. El problema puede estar en comprar a granel y terminar con grandes contenedores de todo. En lugar de solo lidiar con eso, tome sus artículos poco saludables y póngalos en pequeñas bolsas y botes. Coloque las pequeñas bolsas en un lugar que no se note mucho para ayudar a reducir la probabilidad de antojos y atracones.

6. Saludable es claro, insalubre es papel de aluminio.

Al igual que el truco con el empaque, puede quitar algo de su vista y olvidarse de la elección. Debido a que la comida es tanto una necesidad física o un deseo como una conversación mental, puede recuperar hábitos alimenticios saludables asegurándose de que lo que ve es saludable y que lo que está oculto es su tentación. Para ayudar con esto, asegúrese de envolver sus alimentos o meriendas saludables con envoltura de plástico para que sea visible. Coloque estos alimentos o sobras en el estante a la altura de los ojos o donde más lo vea. Por otro lado, sus alimentos no saludables deben envolverse en papel de aluminio y colocarse arriba o abajo pero no en su línea de visión inmediata. Si lo hace, reducirá la probabilidad de que coma esta opción de alimentos, pero más bien buscará la alternativa más saludable.

Si bien parte de recuperar su salud es elegir los mejores alimentos, esta no es una guía de alimentos. En cambio, este Capítulo se proporciona para ayudarlo a comprender por qué comemos lo que comemos y cómo trabajar con su cuerpo para tomar mejores decisiones en lugar de en contra. Hay dos "reglas" para recuperar su salud a través de elecciones de alimentos específicos, variar sus elecciones de alimentos y comer muchos vegetales. Elegir variedad mantiene su cerebro ocupado y feliz. No piense que saludable es sinónimo de soso, aún puede divertirse con sabores y texturas y su cerebro se lo agradecerá.

Alimentación saludable en dos sencillos pasos

La alimentación saludable se basa en una simple declaración: Coma alimentos integrales. Dependiendo del plan de dieta que esté investigando, puede haber una variación o una guía de alimentos específica, como sin lectinas o sin carne roja, pero la base es la misma, coma alimentos integrales y manténgase alejado de los alimentos procesados.

Puede ser una declaración simple de decir, pero está lejos de ser fácil de implementar. Usted elige lo que es fácil, cercano y visible. Esto significa que elige algo que podría procesarse o podría estar completo. Todo depende. Esto significa, por supuesto, que la mejor opción es mantener una gran cantidad de alimentos saludables a su alrededor todo el tiempo. Otras sugerencias incluyen:

1. Quédese afuera en la tienda.

Evite los pasillos en la tienda de comestibles. Pegarse al exterior significa que lo colocan frente a alimentos más saludables como vegetales, frutas y carnes frescas. Los pasillos están llenos de alimentos procesados como cereales, pastas y comida chatarra. Si no va por los pasillos, no tiene la oportunidad de comprar estas cosas, asegurándose de que su carrito esté lleno de alimentos integrales en lugar de procesados. Siendo realistas, necesitará algunos alimentos relacionados con el pasillo, como especias o vinagre, pero esta debería ser una rara ocasión.

2. Siga lo insalubre con algo saludable cada vez.

Aún necesita disfrutar de su vida y eso significa que puede tomar una cerveza o una copa de vino o comer un pedazo de pastel de cumpleaños. Pero el hecho de que disfrutes algo como un regalo no significa que deba darse una paliza al respecto o sentirse culpable por haberlo hecho. Para ayudarlo a iniciar el viaje de culpa, recuerde que después de una comida poco saludable o una indulgencia, lo seguirá con una saludable. Es importante que lo disfrute de vez en cuando, pero es igualmente importante que vuelva a la pista inmediatamente después.

Los hábitos son más fáciles de seguir cuando tiene un plan

Comience a recuperar su salud haciendo un plan. Planifique cómo manejará el estrés, la tentación y la motivación. El estrés es difícil de manejar y muchos recurren a la comida para hacer frente. Cuando su cerebro siente estrés, quiere que se sienta mejor. Esto inicia los antojos de alimentos que lo ayudarán a encontrar esta liberación. En cambio, debe encontrar formas alternativas y saludables de lidiar con el estrés en su vida cuando surja. Aprender a meditar o hacer algo creativo puede ayudar a aliviar el estrés antes de tomar ese refrigerio poco saludable.

Uno de los métodos simples para superar la tentación es decir: "No como...", a "No puedo comer ..." Este mensaje es crucial para su aceptación mental de sus objetivos. No se está impidiendo tener algo en contra de su propia voluntad; está eligiendo abstenerse por una buena razón. Esta es la diferencia entre "no se puede" y "no como". Este simple truco es una manera fácil de enfrentarse a la tentación y sentirse capacitado para mantenerse en el camino.
La motivación no hace ni rompe su alimentación saludable, pero ayuda cuando se siente en control y firme en sus convicciones. Afortunadamente, no necesita hacer mucho más que cambiar una simple palabra para crear esa sensación de empoderamiento y motivación.

Unos pocos consejos finales

- ☒ Siéntese a comer una vez al día. Esto le hace concentrarte en lo que está comiendo y fomenta un menú más saludable.

- ☒ Mantenga un alijo de refrigerios saludables en su trabajo e incluso en su automóvil si conduce con frecuencia para que pueda tomar buenas decisiones con más frecuencia.

- ☒ No coma bocadillos directamente del paquete. Colóquelos en un plato para que pueda juzgar el tamaño de la porción con mayor precisión.

- ☒ Mantenga un horario regular de comidas y meriendas. Si se saltea una hora de comida o refrigerio o la demora, aumente su sensación de hambre y es más propenso a tomar malas decisiones, incluida la elección de alimentos poco saludables y / o comer en exceso.

☒ Trate de tomar su almuerzo completo y coma con amigos. Haga de sus comidas un momento agradable en el que se tome su tiempo para comer y disfrutar de su compañía.

☒ Siempre beba una taza de agua antes de tomar cualquier otra cosa. Si anhela una taza de café o un refresco, bebe al menos ocho onzas de agua antes de consumirlo. A veces, esta hidratación y pausa le ayudarán a curar su tentación o al menos le ayudarán a consumir menos de la bebida deseada.

Conclusión

Felicitaciones por llegar al final de la adicción a los alimentos: tratamiento por comer en exceso. Con suerte, en el camino aprendió mucho sobre usted, cómo funciona y se comunica su cuerpo, y métodos fáciles para detener sus antojos, tratar su adicción, vivir una vida más saludable y perder (¡y no recuperar!) peso no deseado.

No es fácil responder la pregunta, ¿soy un adicto a la comida? Esto se debe a que hay una variedad de "adicciones" cuando se trata de alimentos como muchas otras sustancias adictivas. Por ejemplo, un bebedor solo puede tomar unas pocas bebidas a la semana, pero aún podría ser un adicto. La adicción a la comida puede no ser tan extrema como beber, fumar u otros comportamientos adictivos, pero el proceso de adicción es el mismo.

La adicción a la comida no solo afecta el sobrepeso. Individuos de peso medio también pueden tener problemas con sus adicciones también. ¡Incluso las personas con bajo peso pueden luchar contra la adicción a la comida! La adicción a la comida puede ser menor para algunos o extrema para otros, pero puede causar algunas de las mismas consecuencias negativas para la salud sin importar el "nivel" de adicción. Es por eso que es importante saber a qué se enfrenta y controlar sus antojos de manera realista y saludable.

El objetivo de este libro es enseñarle cómo puede tratar su adicción a la comida con una variedad de herramientas y consejos. Uno de los problemas más comunes que enfrentan los estadounidenses es la penetración de la adicción a la comida. Es parte de nuestra cultura, por lo que es difícil de reconocer y superar. Esto significa que su entorno también juega un papel importante en su éxito o fracaso sobre su adicción a la comida.

Afortunadamente, la investigación ha demostrado diferentes formas en que puede ayudar a cambiar su entorno para obtener las mejores probabilidades de éxito. El siguiente paso que debe tomar ahora es preparar su entorno para este resultado. Adquirir nuevos platos y vasos para "engañar" a su mente de que está satisfecho. Llene un tazón con bocadillos saludables para mantener cerca de su puerta y algunos alimentos saludables bien colocados en su escritorio en el trabajo.

Recuerde trabajar despacio y ser paciente. Si se toma un día para disfrutar de una comida o merienda poco saludable, no aumente su estrés mental sintiéndose culpable. ¡Aún puede disfrutar su vida! Solo asegúrese de retomar el rumbo para su próxima comida y siga avanzando. La adicción a la comida es tanto un comportamiento físico como una respuesta mental. Parte de esto es por qué come más de lo que pretendía, merienda a pesar de estar lleno o pensar constantemente en la comida. Parte de esto es una necesidad física, parte de las neuropatías de su cerebro y parte de su entorno. Ahora es su trabajo descifrar lo que su cuerpo le está diciendo y comenzar a tomar decisiones diferentes y más saludables.

Afortunadamente, se ha dado cuenta de cuán accesible puede ser el tratamiento para la adicción a la comida y cómo puede detener su ansiedad de vivir una vida más saludable. Y ahora es el momento para empezar a darle una oportunidad!

Alimentación saludable La guía de ciencia de los alimentos sobre qué comer en español/ Healthy nutrition The food science guide on what to eat in Spanish

INTRODUCCIÓN

Los humanos evolucionaron física y socialmente en la búsqueda de alimentos. Según Rozin (1999), obtener alimentos es un objetivo más fundamental para la vida diaria que el sexo, y evolucionamos y nos adaptamos para consumir y compartir alimentos públicamente por razones sociales y de supervivencia. Durante esta adaptación, según Kass (1994), evolucionamos no solo para nutrir nuestros cuerpos, sino también para alimentar nuestras almas. La comida es una forma de socializar con familiares y amigos, y excluir a los del "grupo externo" u "otro". Comparte con las personas que pertenecen a su clan y excluye a los que no. Lo vemos en todos los restaurantes y cafeterías. Es común ver en las películas sobre adolescentes, al nuevo niño de pie con su bandeja y una expresión preocupada, mirando un mar de rostros. Escanean la multitud en busca de las personas con mayor probabilidad de darles la bienvenida. Siempre piden unirse a la mesa, lo más mínimo posible como amenaza para la jerarquía. En general, las personas no se presentan en un restaurante y se sientan con un grupo de extraños. Incluso hay anfitriones cuyo trabajo es asegurarse de que cada grupo tenga su propio espacio. Al clasificar a los animales y aprender sobre ellos, la cuestión de la dieta es de suma importancia cuando se aprende sobre sus hábitos, comportamiento y temperamento. Como "generalistas" u omnívoros, los humanos comerán cualquier cosa con un valor nutricional percibido. Al hacerlo, podemos cazar o buscar, recolectar o cultivar. Por otro lado, con tanto potencial con valor nutricional o venenoso, los humanos tienden a comer lo que saben. Comemos lo que hemos comido anteriormente para evitar consecuencias negativas.

Como generalistas, gran parte de nuestro impulso por la evolución puede haber sido generado por nuestra necesidad de obtener una dieta equilibrada. De hecho, algunos de nuestros mayores y más importantes avances como especie han girado en torno a los alimentos: agricultura y domesticación. Al domesticar animales, aseguramos una fuente de proteína cómoda. Con la agricultura, cultivamos plantas que sabíamos que eran seguras para comer. Teníamos los recursos nutricionales básicos necesarios para la supervivencia de nosotros mismos, nuestro clan y nuestra descendencia.

Según Rozin, comer puede ser una experiencia emocional, porque estamos tomando el "otro" exterior y colocándolo dentro de nosotros mismos, arriesgando enfermedades y muerte mientras intentamos mantenernos saludables. Más interesante aún, Nemeroff y Rozin (1989) pudieron demostrar que la gente inconscientemente cree que "usted es lo que come". En su estudio, descubrieron que los estudiantes universitarios tenían más probabilidades de otorgar a extraños completos más cualidades de tortuga cuando se les decía que los extraños comen tortugas, en comparación con otro grupo de extraños que supuestamente comían jabalíes. El dicho "eres lo que comes" no es solo psicológico: si llena su cuerpo con alimentos que tienen un valor nutricional bajo o nulo, sus papilas gustativas pueden ser felices, pero su cuerpo no lo hará. Si come comida chatarra, se sentirá como basura.

La conclusión tentativa de Rozin es a la que ya aludió: tendemos a comer lo que hemos comido anteriormente. Incluso en una época en la que tenemos acceso en gran medida a alimentos de cualquier parte del mundo, las personas seguirán comiendo lo que se sienten seguros. Si uno crece comiendo pollo y repollo, preferirá el pollo y el repollo al sushi. Lo mismo es válido para las comidas rápidas. Volvemos a lo que sabemos. Si un niño creció comiendo comida rápida, se siente seguro al pedir comida rápida. Cocinar se convierte en una pérdida de tiempo, y las comidas caseras no están demasiado saturadas de sabores adicionales como la comida rápida, lo que les hace sentir que falta algo.

Las comidas rápidas y la comida chatarra están científicamente diseñadas para ser adictivas. Las empresas tienen investigadores dedicados a encontrar la textura perfecta; sabor; relación crujiente para papas fritas. Es decir, tienen personas que investigan el sonido más satisfactorio que puede hacer una papa frita, la sensación bucal más satisfactoria y el sabor más adictivo. También tienen científicos dedicados a hacerle comer más de lo que debería. Esto no es solo para decir que la comida que diseñan es adictiva; en realidad están engañando a su cerebro para que piense que no está comiendo nada. ¿Alguna vez ha comido distraídamente una bolsa entera de papas fritas y se ha preguntado cómo? ¿No debería haberse sentido lleno? Sí y no. Algo que cruje y tiene mucho sabor pero parece desaparecer cuando lo come, como Cheetos, son un ejemplo. Estos son los alimentos que le dicen a su cerebro que no está comiendo tanto como en realidad sí lo está. Cuando se descompone rápidamente, su cerebro asume que no tiene tantas calorías como en realidad tienen. Ignora las señales del estómago "¡Estoy lleno!" porque trata de asegurarse de que tenga las calorías para continuar funcionando. Y luego está demasiado lleno para almorzar o cenar...Pero tal vez vuelva a comer más tarde. Las compañías de comida chatarra apostaron por eso tal vez, y ganan cada vez más. Después de todo, están usando la ciencia para que siga comiendo comida chatarra.

La ciencia es la forma más eficiente de mantenerse adicto a su marca. La ciencia nos dice que la comida chatarra no es solo un gran factor contribuyente en la epidemia de obesidad, sino también en la depresión. Comer comida chatarra no solo hace que aumente de peso, sino que puede contribuir a una depresión nueva o que empeora. Es lo que come, después de todo, así que cuando come comida chatarra, se siente como basura. Cuando se siente como basura, no quiere hacer ejercicio. Este es su cerebro que le dice que no tiene la energía, porque no tiene la reserva de calorías o le faltan otros nutrientes, y por lo tanto no puede desperdiciar lo que tiene. La falta de movimiento y el aumento de los bocadillos, le hacen subir de peso, ¡y luego se siente aún peor! ¿Qué hacen las personas cuando se sienten mal? Ellos comen comida reconfortante. La comida chatarra y el ciclo continúa.

La buena noticia es que hay una manera de romper el ciclo, y también hay ciencia para eso.

Capítulo uno: ¿Qué es la ciencia de la nutrición?

La ciencia de los alimentos y el estudio de la nutrición han existido durante miles de años. Tenemos registros de la teoría de la nutrición desde el año 2.500 AC, tallados en una tableta de piedra. Es probable que el estudio de la alimentación y la nutrición sea anterior a la historia de nuestro sistema de escritura. Después de todo, no hay nada más integral para nuestra supervivencia y bienestar que lo que consumimos. A medida que continuamos estudiando los alimentos, los nutrientes y cómo afectan al cuerpo humano, la teoría científica sobre qué y cuánto debemos comer, ha cambiado drásticamente. El autor de la tableta de piedra propuso que las personas con dolor en el interior deben abstenerse de comer cebollas durante tres días. Es posible que haya estado escribiendo sobre lo que hoy conocemos como acidez estomacal, ya que sabemos que las cebollas están relacionadas con esa dolencia particularmente. De vez en cuando vino Hipócrates, quien, incluso en el año 400 AC, vio y reconoció la obesidad como un problema. Su solución es la que usamos hoy: moderación y ejercicio.

Aunque la solución no ha cambiado desde el día de Hipócrates, la ciencia detrás de esto ha cambiado drásticamente. Donde antes la ciencia de la nutrición era simplemente una conjetura educada, que luego se convirtió en teoría médica, los campos de la nutrición y las ciencias de los alimentos ahora son enormes. La nutrición era una categoría única sin subcategorías. Hoy son dos paraguas separados que cubren una amplia gama de temas. La ciencia de los alimentos implica microbiología y química, así como el envasado y la conservación. La ciencia de la nutrición es el estudio del valor nutricional que contienen los alimentos, cómo interactúan con el cuerpo humano y el efecto de ciertos tipos de dietas en el cuerpo humano.

La ciencia de los alimentos abarca desde la química hasta la microbiología. Los químicos de los alimentos estudian la composición molecular de dichos alimentos, la microbiología (los organismos microscópicos que se encuentran en los alimentos), cómo empaquetarlos sin descomponerse e incluso cómo los humanos los perciben. Este estudio abarca cosas como cuánta agua hay en un alimento en particular, cuál es el contenido de grasa (y cómo eso afecta el sabor y los antojos), proteínas y otras vitaminas, minerales y enzimas que se pueden encontrar en un alimento en particular. Analizan conservantes generalmente reconocidos como seguros (GRAS por sus siglas en inglés) por los Estados Unidos. Algunos científicos de alimentos estudian la forma en que se cocinan los alimentos, llamada gastronomía molecular, y están interesados en cómo los ingredientes cambian de estructura cuando se aplica calor y tiempo.

Estas son las personas que las empresas de comida chatarra contratan para obtener los "mejores" alimentos; Los alimentos más crujientes, suaves, sabrosos y adictivos. Tienen el conocimiento para formular los alimentos chatarra más adictivos en función del olor, el color y la textura, así como la combinación de ácidos grasos, sal y azúcar que convencen a su cerebro de que necesita más. Estas también son las personas que estudian enfermedades transmitidas por los alimentos, como la salmonella, y encuentran la mejor manera de evitar que las personas se enfermen. Estudian conservantes e intentan encontrar la forma más barata y segura de hacer que su comida dure más.

Los científicos de nutrición analizan los tipos de alimentos que deberíamos comer y cómo la dieta y el ejercicio realmente nos afectan. Han encontrado dos tipos principales de nutrientes que se encuentran en los alimentos: micro y macro nutrientes. Los micronutrientes son aquellos que, aunque son vitales para vivir bien, deben consumirse en dosis más pequeñas. Algunas vitaminas se consideran micronutrientes, y el consumo excesivo puede ser tan perjudicial para nosotros como el consumo insuficiente. Los macronutrientes, según esa misma lógica, son aquellos nutrientes que necesitamos en grandes cantidades y son más difíciles de consumir en exceso.

Algunos también estudian las bacterias que crecen naturalmente en nuestro intestino grueso que ayudan con la digestión y la idea de intentar cambiar la flora intestinal natural de una persona en beneficio de ellos y sus bacterias. Pueden ayudar a crear planes de alimentación y ejercicio saludables y equilibrados para los clientes. Algunos médicos también tendrán una licencia de nutricionista, lo que les permite practicar la nutrición de diagnóstico para el tratamiento de enfermedades o dolencias. Estos pueden ser osteópatas, acupunturistas o quiroprácticos. No ofrecen planes de comidas específicos, sino consejos generales sobre los alimentos para comer y los patrones de comportamiento a seguir para el manejo de la enfermedad o los síntomas de la enfermedad.

Los científicos de nutrición han sido responsables de algunos descubrimientos asombrosos. Como ejemplo, fue un médico, James Lind, quien descubrió que el jugo de lima curaba el escorbuto. No sabía que el escorbuto era causado por una deficiencia de vitamina C, solo que su misión en la vida era mejorar la calidad de vida de los barcos de la marina. Se le atribuye uno de los primeros experimentos controlados registrados en la historia de la medicina. Aunque nadie se dio cuenta de la importancia de las frutas, como las naranjas, en ese momento, la investigación continua ha demostrado más beneficios para la salud de los alimentos que contienen ácido L-ascórbico (vitamina C) y ha demostrado sus beneficios en el control de los radicales libres (moléculas de oxígeno deshonestas que puede causar daño a nuestras células e incluso a nuestro ADN).

El experimento de grano único, dirigido por Stephen Babcock, Edward Hart y Edward Humphrey a principios de 1900, se acredita como el experimento nutricional más importante en la historia de la ciencia de la nutrición, y el estudio continuó en serio después de su conclusión. Tomaron cuatro grupos de vacas y alimentaron a tres de esos grupos con un solo tipo de grano, trigo, cebada o maíz. El último grupo recibió una alimentación mixta. Los grupos de trigo y granos mixtos tuvieron la peor tasa de mortalidad de nacidos muertos y terneros, mientras que el grupo alimentado con maíz fue el más saludable. Después de tocar música con los grupos, la conclusión fue la misma. Este experimento dio a los científicos la idea y los ayudó a llegar a la conclusión de que hay vitaminas y minerales en los alimentos que son necesarios para nuestra supervivencia.

En resumen, la ciencia de la alimentación y la nutrición juega un papel vital en nuestra vida cotidiana, incluso si no siempre vemos sus efectos. Aquellos que estudian en estos campos están tomando decisiones sobre lo que come, y la mayoría de ellos lo hacen de manera invisible. Algunos intentan ayudar, otros lo hacen para obtener ganancias. Usando la base creada para usted por científicos de alimentos y nutrición del pasado y del presente, puede tomar el control de su dieta y bienestar.

Capítulo dos: ¿Qué debo comer?

Los humanos necesitan macro y micronutrientes específicos para funcionar correctamente, todo lo cual se puede obtener sin suplementos. Todo lo que necesita es una dieta que incluya estos nutrientes en el plan. ¿Cuáles son estos nutrientes y qué puede comer para obtener la cantidad adecuada? Los nutrientes se dividen en dos grupos básicos: micro y macro. Los micronutrientes son aquellos que solo necesita en pequeñas dosis y lo más probable es que se obtengan simplemente comiendo una comida balanceada. Estas son sus vitaminas esenciales. Los macro nutrientes son aquellos que necesita consumir en grandes cantidades, como las proteínas. Las vitaminas B, la vitamina C y las vitaminas liposolubles son micronutrientes. Los macronutrientes incluyen carbohidratos, proteínas y grasas.

Las vitaminas B son esenciales para el funcionamiento nervioso y cerebral, y el bajo consumo puede provocar síntomas dolorosos. Por ejemplo, el beriberi es una enfermedad causada por niveles deficientes de tiamina, también llamada B-1. El Beriberi puede causar confusión, pérdida muscular e irritabilidad. La tiamina está contenida en granos enteros, como el arroz, así que evite los granos blanqueados o pulidos. Nueces, avena y naranjas son una excelente fuente de vitamina B-1. La riboflavina, o B-2, se encuentra en la avena y en la leche al 2%. También hay niacina, (B-3), ácido pantoténico, piridoxina (B-6), biotina (B-7), ácido fólico y vitamina B12. Los alimentos verdes, como los guisantes, las espinacas y el brócoli, los productos lácteos como el 2% de leche y el pescado son buenas fuentes de vitaminas B. La deficiencia de cualquiera de las vitaminas B no es común en los países desarrollados, pero los alcohólicos tienen un mayor riesgo ya que el alcohol inhibe la absorción de vitaminas B del cuerpo. No se recomienda tomar suplementos de la mayoría de estas vitaminas, ya que la ingesta excesiva de una vitamina puede enmascarar los síntomas de deficiencia en otra. Es mejor cumplir con su plan de alimentos que tomar suplementos adicionales.

La vitamina C es un nutriente esencial para su cuerpo. Ayuda a absorber el hierro y ayuda en la creación de neurotransmisores, ayuda a sanar heridas y crea tejido cicatricial, y juega un papel en la función y reparación de los ligamentos, así como en el sistema inmunológico. La deficiencia puede causar escorbuto y provocar la muerte. Afortunadamente, no hay un límite en la cantidad de vitamina que puede ingerir, ya que el exceso se excreta. Los escaramujos son una excelente fuente de vitamina C y se pueden preparar de varias maneras. Otra fuente sorprendente es el tomillo. Usar tomillo en sus comidas puede darle a su cuerpo un gran impulso. Las naranjas y otras frutas cítricas también son una fuente de nutrientes y son las más consumidas para ese propósito. Las vitaminas liposolubles, si bien son esenciales para la función normal del cuerpo, no se excretan cuando se toman en exceso, sino que se almacenan en el hígado y las células grasas. Estas vitaminas son A, D, E y K, y tomar suplementos de estas vitaminas sin instrucciones de un dietista, puede provocar graves efectos secundarios y molestias. Además, el cuerpo simplemente no utiliza estas vitaminas adecuadamente cuando se ingiere como suplemento. La deficiencia de estas vitaminas es rara o se corrige fácilmente. La vitamina A se obtiene más fácilmente a través de una dieta equilibrada. El pescado y las verduras de hoja verde como la espinaca y la col rizada son ricos en una sustancia llamada betacaroteno, que su cuerpo procesa y transforma naturalmente en vitamina A. La vitamina D ayuda al procesamiento del calcio y generalmente se absorbe a través de la piel, a través de la luz solar. Las fuentes alimenticias incluyen pescado azul y productos lácteos fortificados. La vitamina E es un protector para las vitaminas A y C, así como para los glóbulos rojos. El cuerpo no absorbe esta vitamina como suplemento, sino a través de los granos, frutas y verduras que ya estarán en su plan de alimentos. Por último, pero no menos importante, está la vitamina K, que es producida naturalmente por la flora intestinal. Promueve el funcionamiento de sus células sanguíneas y riñones. Las hojas verdes y oscuras son su mejor fuente externa de esta vitamina.

Los carbohidratos, comúnmente conocidos como carbohidratos, incluyen almidones y azúcares, y constituyen la mayor parte de nuestra ingesta necesaria de macronutrientes, así como nuestro recurso energético más gastado. De acuerdo con las Pautas dietéticas para los estadounidenses (DGA), los carbohidratos dietéticos deben representar el 45-60% de su ingesta calórica diaria. Si bien las dietas bajas en carbohidratos entran y desaparecen de manera regular, restringir demasiado el consumo de carbohidratos puede ser perjudicial para su sistema nervioso y su cerebro. Su cerebro usa carbohidratos, como un azúcar específico conocido como glucosa, para alimentarse y mantenerse activo y saludable. Es el órgano más activo en su cuerpo y requiere la mayor cantidad de energía. A diferencia de otras palabras grotescas como la dextrosa, la glucosa es realmente buena para usted. ¡Eso no significa que deba comer dulces! El tipo de carbohidratos que come son importantes para la forma en que su cuerpo los procesa. No se llene con pastas blanqueadas, por ejemplo. Apéguese a los granos enteros y vegetales ricos en fibra discutidos anteriormente, y evite otro azúcar común conocido como fructosa. La fructosa es un relleno que se usa en muchos alimentos procesados y está relacionada con el envejecimiento prematuro de las células.

Aunque tiene una mala reputación, la grasa es una parte esencial de una dieta humana. La DGA y la Organización Mundial de la Salud (OMS) parecen estar de acuerdo en que mantener su ingesta de grasas entre el 20-30% de su ingesta calórica diaria (¡pero no más!), ayuda a digerir y procesar los micronutrientes discutidos anteriormente. Sin embargo, hay grasas buenas y grasas malas. Las grasas buenas son grasas monoinsaturadas y poliinsaturadas, y se pueden encontrar en el aguacate, las aceitunas y la mantequilla de maní (grasas monoinsaturadas), así como en semillas de girasol, pescado graso y productos de soya (grasas poliinsaturadas). Evite los alimentos ricos en grasas saturadas o que contengan grasas trans, ya que ambos tienen riesgos negativos para la salud. Mientras que algunas carnes contienen pequeñas cantidades de grasas trans naturales, los alimentos que contienen grasas trans artificiales deben evitarse por completo.

Una vez dicho todo esto, lo mejor que puede hacer es crear un plan de comidas y cumplir con sus reglas alimenticias. Mantenga pescados y vegetales de hojas oscuras en el menú, y manténgase alejado de las comidas procesadas o rápidas.

Cómo volver a entrenar sus papilas gustativas

El momento más difícil de su nueva dieta será el comienzo. Los alimentos naturalmente ricos en nutrientes vitales no saben a los alimentos que está acostumbrado a comer. No tienen la concentración de azúcar, sal o grasa que se encuentra en los alimentos procesados o la comida chatarra, y simplemente no serán tan atractivos. Sus papilas gustativas (y cerebro) han sido entrenadas para esperar la avalancha de sabores y sensaciones que se experimentan al comer comida chatarra. Está diseñado para ser adictivo. Cuanto más come, más quieres.

La buena noticia es que cuánto menos comes, menos anhela. Puede volver a entrenar tanto sus papilas gustativas como su cerebro. Cuanto menos azúcar consuma, menos ansiará su cerebro. Lo mismo puede decirse de la sal. Puede notar los efectos de restringir su consumo de sal en cuestión de días. En tan solo una semana, la mayoría de las personas que reducen la cantidad de sodio en sus dietas se dieron cuenta de que otros alimentos eran demasiado salados. En efecto, comenzaron a rechazar los alimentos con sales agregadas en lugar de desearlos. El azúcar tarda un poco más, alrededor de cuatro semanas.

Para volver a entrenar sus papilas gustativas para disfrutar menos alimentos dulces, evite los alimentos con azúcares agregados. La mayoría de las frutas y productos a base de frutas tienen azúcares naturales que su cuerpo necesita para generar energía para su cerebro. Los azúcares que debe evitar riman con "tosa"; fructosa, maltosa y dextrosa. Algunas compañías intentan ocultar el azúcar agregado etiquetándolas como miel. Mientras que la miel orgánica puede ser un gran edulcorante natural, la miel que están usando ha sido destilada y procesada en nada más que jarabe de azúcar. Algunos otros ingredientes clave a tener en cuenta son; jarabe de maíz, azúcar de malta, edulcorante de maíz, agave y concentrados de jugo de frutas.

Los alimentos específicos que puede evitar o reemplazar pueden sorprenderlo. Si bien puede esperar eliminar los dulces, pasteles y productos horneados procesados de su plan de alimentos, también debe planear eliminar las salsas de barbacoa de marca, los aderezos para ensaladas e incluso algunas marcas de yogur. Tal vez ni siquiera pienses en revisar las etiquetas de estas cosas. Después de todo, ¿quién piensa agregar azúcar al aderezo para ensaladas? Las mismas personas que lo agregan a la salsa para pasta, por supuesto. Si siente que cortar la salsa será un gran cambio, pruebe con sustituciones menos dulces. Hay marcas que contienen menos azúcares. Alternativamente, puede hacer uno propio. Es sorprendentemente fácil encontrar recetas para salsas de barbacoa caseras, salsas para pasta o aderezos para ensaladas.

Si le encantan los postres o le gusta comer algún dulce ocasional, no se lo niegue a sí mismo. Cuánto más se dice 'no puedo comer postre, no puedo comer dulces", más lo quiere. Los humanos tienden a querer lo que saben que no deberían tener. El fruto prohibido es siempre el más tentador. A menos que tenga una voluntad de hierro, lo más probable es que encuentre una razón para romper sus reglas alimenticias, lo que puede provocar sentimientos de culpa o fracaso. En lugar de prepararse, simplemente use una alternativa saludable a los dulces, helados u otros postres. Las uvas congeladas, los arándanos o las fresas frescas son excelentes opciones para un dulce.

Mientras evita los azúcares agregados, no se emocione demasiado por reemplazar el azúcar con edulcorantes artificiales. Los estudios demuestran que las personas que usan edulcorantes artificiales en realidad terminan comiendo más calorías. Los edulcorantes artificiales, como Splenda, le dicen a su cerebro que está comiendo azúcar, pero en realidad no obtiene ninguna de las gratificaciones calóricas del sabor, lo que le dice a su cerebro que necesita comer más. Esto se debe a que su intestino también puede "saborear" el azúcar (y la sal y la grasa) y le dice a su cerebro que había dulzura, pero no calorías digeribles, y por lo tanto aún debería tener hambre.

También debe restringir sus papilas gustativas de la sal. Esto no significa simplemente verificar la lista de ingredientes en los alimentos en los que espera ver sal. Es posible que se sorprenda de los alimentos en los que descubrirá sodio. No esperaría encontrarlo en alimentos como el requesón, pero se esconde allí. También las compañías disfrazan la cantidad de sal que usan reemplazando la palabra con MSG o usando la dudosa frase "sabores naturales".

Cuando reemplace sus grasas saturadas y trans (las grasas sólidas que son malas para usted) con grasas monoinsaturadas y poliinsaturadas (las saludables), elimine la mantequilla y la margarina. Intente reemplazarlos con aceite de oliva. Una sustitución popular de la mantequilla es el aceite de coco que es sorprendentemente alta en grasas saturadas. Si ha estado usando esto para sustituir la mantequilla, debe usar aceite de oliva. En la mayoría de los casos, la mantequilla se puede reemplazar con puré de aguacate. En los casos en que no puede, puede probar puré de manzana o puré de calabaza.

No es solo a su lengua a la que está entrenando. También está reentrenando su intestino y la bacteria que ocurre naturalmente en su estómago. Su flora intestinal cambia según lo que come. Las bacterias que alimenta se multiplicarán y le harán desear lo que prosperan. Si una bacteria en particular prospera con el azúcar y usted la ha estado alimentando, habrá más que una bacteria que prefiera alimentos menos dulces. Estará ansiando azúcares para mantenerlos vivos y florecientes. Cuando comience a comer alimentos con menos azúcar, sal y grasas sólidas (grasas saturadas y grasas trans), la flora que está acostumbrada a los alimentos que está evitando ahora, se volverá exigente. Sin embargo, lentamente se convertirán en la minoría a medida que alimente a aquellos que prefieren una grasa menos dulce, menos salada y no sólida como sus alimentos preferidos.

Lleva varias semanas volver a entrenar sus papilas gustativas, así que no se desanime si después de unos días todavía desea comer alimentos con alto contenido de azúcar, sodio o grasas saturadas y grasas trans. La comida en su nuevo plan de dieta puede tener un sabor suave al principio. Esto cambiará a medida que sus papilas gustativas, intestino y bacterias se acostumbren a la nueva comida.

Crear un plan de alimentación para una dieta equilibrada.

El plan de alimentación personal variará según el estilo de vida, la edad y si están tratando de ganar, perder o mantener su peso. Algunos optarán por comer refrigerios adicionales o tomar un lado adicional con la cena. Otros renunciarán a los bocadillos por completo. Algunos pueden decidir cambiar su refrigerio matutino por tomar una cerveza o un vino con la cena. Otros pueden dejar de beber por completo o decidir tener un día de trampa donde tengan un refrigerio y alcohol. Lo importante es crear un plan que se ajuste a su presupuesto, a su vida y que le brinde comidas equilibradas y nutritivas. Cuando haga su plan y revise las etiquetas de nutrición, evite cualquier cosa con grasas trans y preste atención a los porcentajes enumerados para otros nutrientes. Cualquier cosa con menos del 10% de un nutriente esencial, no es una fuente significativa de ese nutriente.

Recuerde, sus necesidades calóricas exactas variarán según su estilo de vida. Si no puede hacer tanto ejercicio como le gustaría, no necesitará tantas calorías como la persona que hace ejercicio regularmente. Si lleva un estilo de vida activo, necesitará más calorías. Consulte con su médico o dietista para determinar la cantidad correcta de calorías para su plan de alimentos.

El desayuno a menudo se llama la comida más importante del día. Se divide en "descanso" y "rápido", y literalmente está rompiendo un pequeño período de ayuno. Si cena alrededor de las seis de la tarde y se levanta alrededor de las 7 de la mañana, luego desayuna entre las 7:30 y las 8 de la mañana, tendrá entre 13 y 14 horas sin comer. Lo crea o no, su cuerpo quema calorías mientras duerme. Su cerebro usa glucosa para mantener su sistema autónomo funcionando, y cuando está en sueño MOR (cuando sueña). ¡Es hora de reponer energías y abastecerse un poco para el día! El desayuno es el momento perfecto para agregar fibra a su dieta con frutas frescas y granos integrales. La toronja y la avena son una excelente base para su desayuno. No agregue azúcar, edulcorante artificial o sal a su toronja, y use leche descremada o de soya, o agua, para su avena. La leche descremada se cocina mejor que la soya. Si la avena parece un poco blanda, agregue algunas bayas o pasas sin azúcar. Agregue un poco de proteína con huevos escalfados, o fríalos sin mantequilla. ¡Invierta en una sartén antiadherente! Siéntase libre de tomar café negro o un té para el desayuno. Si decide agregar cremas, recuerde que agregan calorías y usan agua en lugar de leche en su avena.

Si planea agregar refrigerios regulares a su dieta, manténgase alejado de las barras de granola procesadas y dulces. Pruebe frutas frescas en su lugar. Los plátanos son un gran refrigerio, fáciles de transportar y son una fuente importante de fibra, potasio, vitamina C y vitamina B-6. El yogur natural (sin endulzar) con 1-2 cucharaditas de miel cruda y orgánica y una taza de agua, completan la merienda.

La pechuga de pollo asada es una buena fuente de proteínas, y encabeza una ensalada muy buena para su almuerzo. Evite las hojas verdes pálidas y manténgase en las verdes oscuras, como las espinacas y la col rizada. También puede agregar acelgas, lechuga romana o mantequilla para variar. Agregue algunas aceitunas negras picadas y cubra con un poco de aceite o vinagre (evitando cualquier contenido alto en azúcar, sodio y / o grasas trans). Un vaso de agua o té de hierbas hace de este un almuerzo completo. La ensalada puede parecer una comida pequeña, pero estos vegetales de hoja verde están llenas de fibra insoluble, lo que le hacen sentir más lleno. Se considera que una porción completa de ensalada son 2 tazas de hojas con un promedio de 14 calorías.

Como el pollo no es la parte principal de este plato, solo necesitas 4-6 onzas.

¡Hora de la merienda! Como la cena está a unas horas de distancia, podría ser una buena idea agregar unas pocas calorías más a su día para seguir adelante. Una taza de frutas frescas, nueces o bayas y otro vaso de agua, es realmente todo lo que necesita.

La cena debería ser suficiente para mantenerse lleno por el resto de la noche, pero no debe llenarse. Una porción de carne de su elección, una porción de vegetales y una de almidones, deberían ayudarle. Evite los alimentos empanados, como el filete de pollo frito y los camarones de coco. Los alimentos horneados suelen ser más saludables que los fritos (por ejemplo, pollo al horno o frito). Si elige papas para su almidón, evite usar mantequilla o margarina. Pruebe aderezos más saludables, como aguacate, o ¼ de taza de calabacín y tomates cortados en cubitos cocinados con una cucharada de aceite de oliva. Puede tomar bebidas no alcohólicas, no endulzadas, como té, agua o leche descremada o de soya con la cena. Si tiene ganas de derrochar, o ha contado sus calorías y tiene espacio, puede tomar una bebida alcohólica con la cena. Solo recuerde que estas calorías están vacías; no contienen ningún valor nutricional.

Hay espacio para el postre. Si es como la mayoría de las personas, quiere un dulce de regalo desde ahora hasta la cama. En lugar de helado o golosinas horneadas como pasteles, tenga una naranja o bayas congeladas. Si recogió yogur natural sin azúcar, enrolle algunos arándanos o fresas y congélelos. Es un sustituto perfecto de postres y alivia sus antojos de dulzura.

La variación es la especia de la vida. Su cerebro prospera en cosas nuevas; nuevos sabores, olores, colores y texturas. No coma los mismos alimentos todos los días, o se aburrirá con ellos y comenzará a encontrar que seguir su plan de alimentos es muy difícil. Seguir una dieta, o cualquier cosa, cuando está aburrido es muy difícil. Planifique su semana para incluir diferentes elementos. No acumule alimentos perecederos con los que pueda aburrirse y terminar perdiéndose. Planifique su semana e ingredientes y compre solo lo que necesita para esa semana. Si se ve con ganas de preparar la cena del jueves, el martes por la noche, eso también está bien. La parte importante es cumplir con las reglas de alimentos que hizo y no decidir deshacerse de la cena del martes a favor de la comida rápida.

Deshágase de la comida chatarra

Evite los alimentos procesados a toda costa. Estos son alimentos con ingredientes innecesarios que pueden ser poco saludables y agregar calorías no deseadas. Ejemplos de alimentos obviamente procesados incluyen productos horneados de fábrica, "barras de salud" y cualquier cosa con una vida útil absurdamente larga (excluido el arroz). Los alimentos que han sido procesados químicamente son ricos en azúcares y grasas sólidas poco saludables. El consumo de estos azúcares vacíos puede contribuir a la resistencia a la insulina, niveles más altos de colesterol LDL (lipoproteína de baja densidad), obesidad y enfermedades cardíacas. Estos también son los alimentos diseñados para ser adictivos y consumidos en exceso. ¿Recuerda cuando hablamos de azúcares vacíos que le dicen a su cerebro que comió algo dulce, pero que no había nutrientes, por lo tanto, debe continuar comiendo? Porque están procesados químicamente.

Cuando revise la etiqueta nutricional de fuentes significativas de nutrición, revise la lista de ingredientes. Las palabras claves que le dicen que vuelva a colocar los alimentos en el estante incluyen jarabe de maíz con alto contenido de fructosa, maltodextrina, colorantes artificiales y granos refinados. Hay reglas que puede optar por hacer cumplir para su plan de alimentos. Una de ellas es la regla de pronunciación: si no puede decirlo fácilmente (¡o definirlo!), no lo compre. Otra es la regla "en mi cocina": si no es algo que tiene o podría agregar fácilmente a su cocina, entonces no pertenece a su dieta. Por último, pero no menos importante, está la regla de los cinco ingredientes: si tiene más de cinco ingredientes, vuelva a colocarla.

Adhiérase a los alimentos integrales. Frutas, vegetales, carnes y granos enteros (no refinados ni pulidos). Casualmente, estos alimentos se pueden encontrar casi exclusivamente en el anillo exterior de la mayoría de las tiendas de comestibles. Intente comprar la mayor parte de su producto allí y evite la mayoría de las secciones internas. Los pasillos interiores tienden a estar repletos de alimentos procesados y refinados. Esta regla no es válida para todas las tiendas o para todos los productos. La avena, por ejemplo, a menudo se encuentra en el mismo pasillo que los cereales para el desayuno o las barras de granola.

Mientras esté en esos pasillos centrales buscando pan, ni se le ocurra comprar pan blanco. Tiene tantos ingredientes procesados y blanqueados que es básicamente una barra de aire asqueroso. Verifique todos los paquetes de pan. Este es uno de esos productos que quizás no considere que hayan sido procesados químicamente, especialmente los panes que dicen ser trigo integral. Si puede permitírselo, compre su pan en una panadería local. Puede que no dure tanto tiempo, pero si planea hacer emparedados para algunos o la mayoría de sus almuerzos, es la opción preferible.

Hablando de emparedados, ¿qué pasa con el clásico con mermelada y mantequilla de maní? Eso definitivamente está fuera de la mesa, ¿verdad? En realidad, si tiene cuidado con sus selecciones de mantequilla de maní y mermelada, ¡el clásico puede regresar como un almuerzo! Pero no ponga las mantequillas de maní de marca en su carrito. Con todos sus rellenos y conservantes, tiraría sus reglas de comida por la ventana. La mayoría de las tiendas de comestibles tienen una sección orgánica donde puede moler sus propias mantequillas de nueces, y tiene una gran selección a varios precios. La mantequilla de maní es la clásica y menos costosa, ¡pero también puede optar por semillas de anacardo, almendras o girasol! Las mermeladas no son tan fáciles. A menos que haga su propio producto o compre en el mercado de un agricultor, las conservas de frutas pueden ser difíciles de adaptar a su dieta. Encuentre las etiquetas sin azúcar y sin azúcar agregada, ya que tendrán la menor cantidad de azúcares y edulcorantes de frutas adicionales. Lea la etiqueta por si acaso y siga el tamaño de porción recomendado. ¡No se exceda!

Si necesita algo dulce o sabroso para beber, o está cansado del agua, podría considerar agregarle jugo a su dieta. Las bolsas de jugo son una excelente manera de controlar su ingesta calórica. Pero no compre cualquier jugo. Lea las etiquetas y evite cualquier marca que haya agregado azúcares o conservantes. No se deje engañar por las etiquetas que dicen "no concentrado" que pueda ver. Un jugo que se ha concentrado es solo uno al que se le quitó toda el agua, por lo que ocupó menos espacio en el transporte, y el agua se volvió a agregar. Mientras no haya azúcares o conservantes, no importa si su jugo era de concentrado.

Mientras evita los alimentos procesados y trata de preparar algunos de sus refrigerios, como el yogur natural sin azúcar, un poco más dulce, puede pensar en comprar miel. Incluso se mencionó como una sugerencia para su plan de comidas...Pero también se mencionó en los alimentos para evitar. Entonces, ¿cuál es? La verdad es que la mayoría de la miel se ha transformado en un jarabe de azúcar con un ligero sabor a miel. No compre las marcas en plásticos con forma de oso. Si no conoce o no puede encontrar apicultores locales, o no tiene acceso al mercado de un agricultor, opte por las marcas menos filtradas. Las personas tienen una desafortunada tendencia a querer la miel más suave y clara porque piensan que es la más segura y limpia de ingerir. Eso simplemente no es cierto. Cuanto más clara y suave es una miel, menos saludable es. Las leyes de etiquetado flexible no ayudan. Una marca que dice vender "miel pura" no significa que toda la botella sea "miel pura"; solo busque la pequeña etiqueta verde con una abeja que dice "Verdadero Recurso de Miel". Esto garantiza que el producto sea miel de verdad y que no haya sido contaminado con miel china, que se sabe que contiene plomo y otros ingredientes tóxicos. Otro signo de que la miel es buena, o al menos mejor, es la presencia de cristalización. La miel real cristaliza, o se solidifica, a medida que se asienta. Notará que las marcas de miel falsas, sobre procesadas y potencialmente dañinas retienen una forma líquida.

Si bien esto puede parecer abrumador al principio, será más fácil. Apéguese a su lista de compras. Si guarda una copia física, o una en su teléfono, puede ser una buena idea poner dos revisiones al lado de cada elemento: uno para el elemento en sí y el otro para recordar revisar la etiqueta.

Recordando frutas y agua

Escucha todo el tiempo que necesita mantenerse hidratado. Usted sabe que debe beber aproximadamente ocho vasos de agua todos los días. Pero, ¿por qué es importante el agua? ¿Cómo se beneficia? En primer lugar, mantenerse hidratado puede prevenir dolores de cabeza. La mayoría de los dolores de cabeza son causados por la deshidratación, así que evítelos bebiendo agua. Si la posibilidad de tener menos o incluso no tener dolores de cabeza no fue suficiente, hay otras razones por las que el agua es buena para usted.

Comenzando con el cerebro, el agua hace que todo funcione mejor. Su cerebro es principalmente (aproximadamente el 73%) de agua. Si está deshidratado, su cerebro también está perdiendo agua. Esto puede disminuir la función cognitiva, la memoria, la función motora... Y se irrita. Sea feliz y beba agua.

Su cuerpo usa agua para evitar que sus músculos sufran calambres y que sus ligamentos estén sanos, así como para lubricar sus articulaciones. La deshidratación puede contribuir al daño articular y los calambres musculares, los cuales son dolorosos. Su columna vertebral incluso utiliza agua. Entre cada vértebra hay un disco de gelatina lleno de agua. La deshidratación puede provocar dolor de espalda y degeneración espinal. ¿Quiere evitar la cirugía de espalda en el futuro? ¡Mejor beba ese vaso de agua!

El agua también puede ayudarlo a evitar enfermarse. No es solo la superstición lo que dice que beba mucha agua si siente que se acerca un resfriado, es ciencia. El agua ayuda a que su sistema inmunitario funcione de manera eficiente y puede ayudarlo a evitar que se enferme y a combatir cualquier enfermedad que pueda contraer. Sus vasos sanguíneos también se benefician de estar adecuadamente hidratados. Mantener la sangre en la viscosidad correcta hace que fluya suavemente a través de su cuerpo, llevando oxígeno a sus órganos y facilitando su corazón...Eso es correcto. Beber agua puede ayudar a prevenir problemas cardíacos.

También podría ayudarlo a perder peso. El agua puede decirle a su estómago que está lleno, incluso si no ha comido. Ocupa un espacio que de otro modo tendría que llenarse con alimentos, y eso significa calorías. Su cuerpo necesita agua para descomponer adecuadamente las calorías que le da, y necesita doblemente esa agua para ayudar a absorber los nutrientes que necesita para funcionar. Si no está hidratado, es posible que no obtenga los nutrientes necesarios, ¡incluso si está comiendo bien!

Si no está en esto por salud, sino por apariencia, el agua también puede ayudarle allí. La piel hidratada es una piel más feliz y saludable. La piel deshidratada es seca y propensa a la descamación, sin importar la cantidad de loción que use. La piel elástica e hidratada es menos propensa a las arrugas y el acné, y se cura más rápido. Si quiere una piel sana y brillante, beba agua.

Beba un vaso de agua con cada comida y con todos sus refrigerios. Notará un mejor estado de ánimo, una mejor salud de la piel, una mejor función inmune (en forma de salud general), una mejora potencial de la memoria, un menor riesgo de problemas cardíacos y de espalda y un procesamiento de alimentos más saludable. Beber la cantidad de agua prescrita incluso reduce el riesgo de cáncer de vejiga. ¡El agua es el superalimento del que nadie habla! Hablando de superalimentos: las frutas. Junto con el agua, las frutas son algunos de los elementos más valiosos y ricos en nutrientes para agregar a su rutina diaria. Contienen una amalgamación de vitaminas y un alto contenido de fibra dietética que su cuerpo necesita para funcionar correctamente. La mayoría de las frutas son fáciles de tirar en una lonchera o bolso para llevar con usted como un refrigerio práctico y potente, por lo que agregarlas a su plan de alimentos o usarlas como un refrigerio de emergencia es realmente muy conveniente. Además, puede obtenerlos en muchas formas diferentes.

Las frutas frescas y enteras contienen las vitaminas necesarias para que su cuerpo funcione, como el potasio, así como fibra dietética para ayudarlo a sentirse lleno y limpiar sus intestinos. Las frutas secas, como los duraznos o los albaricoques, son más fáciles de llevar y son menos sucias y, en general, tienen los mismos nutrientes que sus contrapartes frescas. Incluso puede beber algunas de sus frutas y esperar un valor nutricional similar, aunque sin la fibra. Sin embargo, tenga cuidado al elegir sus bebidas de frutas. ¡Sin azúcares ni conservantes añadidos! Sobre el tema de las diferentes formas, siempre hay nuevos frutos para probar. Su cerebro anhela cosas nuevas, y las frutas no son la excepción. En lugar de comer un plátano todos los días como refrigerio, agregue algunas naranjas, manzanas o peras. No solo hay tantos tipos diferentes de frutas, cada fruta tiene diferentes variedades. Hay 7.500 especies de manzanas en todo el mundo, de las cuales 100 se cultivan en los EE. UU. Con tantas opciones, nunca debería aburrirse de la fruta.

¡Y tampoco debería! Al igual que el agua, las frutas son buenas para usted por todo tipo de razones. Al ser una gran fuente de fibra dietética, las frutas le ayudan a sentirse más lleno durante un período de tiempo más largo. También ayudan a eliminar el tracto digestivo, lo que facilita la digestión de otros alimentos. Esto significa que no solo puede absorber mejor los alimentos, sino que también los pasas más fácilmente. La fibra ayuda al colon a procesar y eliminar los desechos, previniendo tanto la diarrea como el estreñimiento.

Las personas que comen frutas frescas también ven una disminución del riesgo de problemas de salud más graves, como enfermedades cardíacas y accidentes cerebrovasculares, y pueden reducir el riesgo de diabetes tipo dos. Comer frutas (y vegetales) se asocia con un menor riesgo de enfermedad cardíaca y una presión arterial más baja que las que no comen lo suficiente. El cáncer ni siquiera es inmune a los efectos de una dieta saludable.

Los estudios han encontrado vínculos entre cinco porciones de frutas (específicamente manzanas, plátanos y uvas) y un menor riesgo de cáncer de seno, así como formas de cáncer de boca, garganta y pulmón. Los tomates incluso tienen una calidad protectora contra las formas agresivas de cáncer de próstata.

En general, tomar la cantidad adecuada de agua y fruta es vital para que pueda vivir una mejor vida. El agua ayuda a su cuerpo a rendir al máximo. Las frutas no solo te ayudan a funcionar, sino que incluso tienen cualidades protectoras contra las enfermedades.

Capítulo Tres: Comer bien

Puede pensar que sabe cómo comer. Ponga comida en su boca, mastique, trague, digiera, repita. Pero la ciencia en realidad nos dice que hay cosas que está haciendo mal, especialmente cuando hace dieta. Cuando hace dieta para bajar de peso, o si está realmente ocupado, puede sentirse tentado a saltarse las comidas. Entonces se muere de hambre, pero quiere esperar hasta su próxima comida programada u oportuna... ¡Pero cuando coma de nuevo, tiene tanta hambre que come en exceso! Pasa todo el tiempo. Así que aquí hay algunas pautas para agregar a sus reglas alimenticias.

No se salte las comidas. Si bien puede parecer una buena idea en ese momento, saltarse las comidas es difícil para su metabolismo y su cuerpo. Cada dos horas, su cuerpo comienza a sentir la necesidad de un impulso de energía. Sin esa energía extra, su estado de ánimo comienza a deteriorarse. Sin mencionar que su cuerpo comienza a tener la idea de que necesita conservar toda la energía que tiene, ya que no estará seguro de cuándo será la próxima vez que vaya a comer. Si omite las comidas regularmente, su cuerpo comenzará a acumular carbohidratos en lugar de usarlos, lo que no solo significa que su cuerpo no se está alimentando activamente con los nutrientes que le da, sino que puede notar una disminución en la masa muscular y un aumento en grasa. El agua potable puede ayudarlo en esta situación, pero no es un sustituto de las calorías. Comer todas sus comidas básicas le ayuda a perder peso y le hace sentir mejor.

Debería ser evidente después de todo eso, pero no se muera de hambre. Si siente que tiene hambre entre comidas, coma. Los bocadillos son una parte vital de su plan de dieta. Aumentan su energía y evitan que coma en exceso durante la comida. No sufra las horas entre el desayuno y el almuerzo; cómete un plátano aunque sea.

No apresure sus comidas. Comer a toda prisa no permite que su estómago procese los alimentos que está comiendo y no permite que la hormona de la saciedad, la leptina, circule a través de su sistema y le permita saber que debe dejar de comer. Además, palear la comida por el esófago no le da tiempo para saborearla. Tómese su tiempo y disfrute de su comida. Su cerebro obtendrá más placer al comer y se sentirá más satisfecho. Al mismo tiempo, no coma solo hasta que ya no pueda comer. Comer hasta que esté "lleno" puede provocar náuseas y una digestión incompleta. Su cuerpo produce gases cuando procesa alimentos, y estos ocupan espacio. Si come en exceso, es más difícil digerir los alimentos. También necesita espacio para que el agua digiera y absorba completamente los nutrientes. Si se tomas su tiempo y toma sorbos de agua entre bocados, encontrará que su estómago le dirá cuándo es el momento de dejar de comer y comenzar a digerir.
Puede que le resulte más fácil comer más lentamente si come con un amigo o compañero de trabajo. Charlar mientras come, ayuda a espaciar las picaduras. También puede hacer que se sienta más responsable de lo que está comiendo. Los humanos son criaturas sociales curiosas, y la mayoría hará comentarios cuando se cambie una rutina. Después de explicar sus nuevas reglas de dieta y alimentación, lo vigilarán y comentarán cualquier cosa que parezca contradecir esta dieta. Si se siente responsable ante alguien que no sea usted, es más probable que cumpla con su plan (¡incluso si es solo su gato!).

Otro truco rápido y simple para controlar el tamaño de las porciones es usar platos más pequeños. Si usa un plato grande, su cerebro automáticamente piensa que el espacio vacío significa que no está comiendo lo suficiente. Es por eso que a menudo repites cuando no llenas un plato más grande. El uso de platos más pequeños hace que su cerebro piense que está comiendo más y que es menos probable que regrese por una segunda porción.

Siéntase en una mesa en lugar del sofá o la cama. Esto no solo entrena su cerebro para prestar atención a lo que está comiendo, sino que si vive con otros, le da tiempo para socializar y relajarse. Si vive solo, puede parecer extraño al principio, pero eventualmente se entrenará para disfrutar del silencio y el tiempo de reflexión. Haga lo que haga, no coma frente a la televisión o no meriende mientras juega. Presta menos atención a lo que está haciendo, y es una trampa para comer sin pensar. Se sienta con una bolsa de uvas para mirar Game of Thrones, y lo siguiente que sabe es que sus dedos raspan el plástico; sus uvas se han ido! ¿Cómo sucedió eso? Ahora tiene dolor de estómago y no tiene merienda para mañana. Cuando su cerebro está comprometido con un estímulo externo, particularmente uno con el que se siente emocionalmente involucrado, filtrará el estímulo interno; como que su estómago le dice que deje de comer. Se involucró demasiado con el programa para darse cuenta de cuánto estaba comiendo, y la recompensa fácil del movimiento de la mano a la boca fue emocionalmente satisfactoria.

Esta es la razón por la que no debe comer con estrés o emociones. Su cuerpo anhela esa liberación, esa comodidad, que se encuentra en el movimiento y la recompensa de la mano a la boca. Eso es parte del por qué es tan difícil dejar de fumar y por qué aquellos que sí lo hacen, tienen más probabilidades de comenzar de nuevo durante una situación estresante. En lugar de derrumbarse ante su cuerpo, exija comida reconfortante, salga a caminar, haga yoga o escriba un diario. Encuentre una alternativa saludable para comer con estrés que funcione para usted.

La vida cotidiana es difícil y está llena de desafíos, y puede ser difícil incluir un largo descanso para comer en su apretada agenda. Si no tiene tiempo para saborear un desayuno, coma una porción más pequeña y tome refrigerios para más tarde. Si tiene poco tiempo para almorzar, tome bocados medidos y coma de manera constante, no rápidamente. Coma bien en la cena y haga el esfuerzo de planificar las comidas y meriendas del mañana con anticipación, para que no se sienta tan apurado al día siguiente.

Reglas rápidas para ayunar

El ayuno es la restricción dramática de la ingesta calórica. Algunos planes de ayuno permiten hasta 500 calorías por día, mientras que otros no permiten ninguno. Algunas personas ayunan por razones religiosas o espirituales, mientras que otras pueden tener que hacerlo por razones médicas. Los investigadores tienen dos mentalidades cuando se trata de ayunar para su dieta. Algunos dicen que es más dañino que útil (sus células se convierten en estrés, acumulando grasas y quemando a través de los músculos y elevando sus niveles de colesterol malo), mientras que otros promocionan beneficios como el control de peso y un menor riesgo de enfermedades cardiovasculares.

Entonces, ¿qué es mejor? Bueno, es un poco de ambos. El ayuno prolongado conduce a la cetosis, lo que significa que su cuerpo básicamente está comiendo cualquier parte de sí misma que no sea esencial para otro día de supervivencia. Eso significa que está digiriendo sus músculos y reduciendo el poder del cerebro mientras acumula grasa. Esto conduce a la cetoacidosis, que puede ser fatal. Sin embargo, lleva un promedio de dos días alcanzar el estado de cetosis, y no se recomienda que ayune durante tanto tiempo.

Hasta ahora, la investigación sugiere que los beneficios del ayuno intermitente sobrepasan los riesgos, particularmente si se hacen sabiamente. Existe un vínculo entre el ayuno y el menor riesgo de enfermedad cardiovascular y diabetes. Esta investigación comparó a adultos que "comieron normalmente" y aquellos que ayunaron una vez al mes. Su dieta no se indicó explícitamente, sin embargo, existe una teoría de que el ayuno puede hacer que sea menos resistente a la insulina, lo que reduce el riesgo de diabetes tipo dos. Es cierto que pasar un corto período de tiempo entre comidas (12-24 horas) en ocasiones puede alentar a las células a quemar las grasas que han estado almacenando. Grandes reservas de grasa hacen que sus células sean resistentes a la insulina, por lo que es lógico pensar que tener menos grasa significa menos resistencia y, por lo tanto, menor riesgo.

Por eso también se utiliza el ayuno como herramienta de control de peso. Quemar grasa como combustible es la premisa básica de la dieta y el ejercicio. Sin embargo, no se exceda en las actividades en sus días de ayuno. Su cuerpo todavía necesita nutrientes para mantener el máximo rendimiento. Intente ayunar solo en sus días menos extenuantes para evitar los primeros signos de cetosis (como el mal humor y las funciones cognitivas deterioradas). Su metabolismo se ralentiza en los días que ayuna, lo que significa que no tiene hambre y es más fácil pasar más tiempo sin comer. ¡Hasta ahora, el ayuno suena genial! ¿Con qué frecuencia debería hacerlo? Bueno, la investigación ha demostrado que ayunar una vez al mes tiene un efecto sobre el riesgo de enfermedades cardiovasculares y diabetes. Sin embargo, las dietas en ayunas son las que se eliminan con mayor frecuencia. A la gente no le gusta la sensación de hambre. Lo bueno del ayuno es que puede detenerse en cualquier momento y ajustar su horario para que funcione para usted. Si solo quiere ayunar durante un día al mes, aún verá los efectos positivos del ayuno y es mucho más fácil trabajar en un día de baja intensidad una vez cada veintiocho días que una vez cada siete. Algunas dietas afirman que el ayuno 5: 2 es la única forma de ver los efectos (es comer normalmente durante cinco días y ayunar durante dos), pero eso simplemente no es cierto y puede ser dañino. Recuerde, su cuerpo entrará en cetosis después de un ayuno de 48 horas. Puede pensar que atrapar su cuerpo en el borde es algo bueno, pero en realidad lo convence de que la comida es escasa y necesita conservar recursos como la grasa en tiempos de hambre prolongada.

Algunas personas optaron por restringir drásticamente su consumo de calorías durante el tiempo de ayuno elegido, pero aún así comen hasta 500 calorías. Esos son los dos lados de un panecillo simple con tres onzas de queso crema. O cinco plátanos de tamaño regular. O cinco manzanas. Es una porción de comida del tamaño de una merienda que dura todo el día. Le da a su estómago algo para digerir, por lo que no se siente como si estuviera muriendo de hambre, pero aún restringe sus calorías lo suficiente como para tener una pérdida neta durante la semana. Esto también le permite tener una comida con familiares o amigos y socializar normalmente.

Personas con dietas en ayunas, donde el ayuno es la parte principal de su dieta y les importa menos lo que comen en sus días libres ven dos resultados (lo que significa que todavía cambian sus dietas para comer alimentos saludables, pero no les importan los tamaños de las porciones). Dependiendo de cuánto dure su ayuno, se vuelven irritables y de mal humor, y se vuelven lentos tanto física como mentalmente en sus días de ayuno. A veces notan una mejora a medida que se adaptan psicológicamente al cambio, pero la mayoría de ellos abandonan la dieta por completo. Por otro lado, aquellos que pueden tolerar el período de ayuno, notan que tienden a comer un promedio de 10% menos en sus días sin ayuno que antes de comenzar la dieta de ayuno. Esto se debe a que su metabolismo se ralentiza para almacenar energía en lugar de gastarla, y sienten menos hambre con menos frecuencia.

Cada persona es diferente. Lo que funciona para una persona puede no funcionar para usted. Si su cuerpo y su horario le permiten utilizar de manera segura el ayuno 5: 2, eso es maravilloso. Si solo puede ayunar un día al mes, eso también es fantástico, y aún verá resultados favorables. Lo importante es vivir su vida de la mejor manera para usted. No se fuerce a un hábito poco saludable solo porque la vecina, la Sra. Jones, puede hacerlo. Lo que le quede a ella no necesariamente le quedará a usted. La Sra. Jones también tiene un perro, pero usted es alérgico al pelaje. No consiga un perro solo porque ella tiene uno. En cambio, hable con su médico o un dietista con licencia. Pueden ayudarlo a crear un plan de ayuno saludable para su cuerpo y estilo de vida. Y recuerde, si nota una disminución en su calidad de vida (mal humor, peor memoria, sentirse más vulnerable a los factores estresantes diarios), está bien detener su ayuno e intentarlo más tarde.

Deshágase de la comida chatarra

Los humanos anhelan la comida chatarra. Estimula los centros de placer en el cerebro mientras satisface nuestra necesidad de encontrar alimentos ricos en sal, azúcar y grasas. La comida chatarra está diseñada para atraer a la parte de nuestro cerebro que anhela experiencias novedosas. Incluso si ordena lo mismo en un lugar de comida rápida tres o más veces por semana, siempre se registrará como una experiencia novedosa. Las comidas rápidas son rápidas y convenientes, y se adaptan fácilmente a las vidas ocupadas. Además, hay algo de comodidad al pedir siempre lo mismo. No importa cuánto anhele su cerebro cosas nuevas, también se nutre de la rutina.

Si bien el objetivo es, obviamente, eliminar por completo la comida chatarra, no todos pueden dejar de fumar. Por la misma razón por la que los fumadores se entusiasman cuando reducen el consumo de cigarrillos por día hasta que pueden dejar de fumar por completo, puede comenzar su dieta simplemente ordenando menos. Incluso si solo prepara una comida a la semana en casa, esa es una comida donde no está comiendo comida chatarra. Comenzará a notar que se siente mejor cuando cocina en casa y estará más motivado para hacerlo con más frecuencia. Además, cocinar en casa puede ser divertido. Trabaje con su pareja, familia o invita a un amigo a probar nuevas recetas. Los humanos necesitan interacción social y prosperar en la validación. ¡Nada se siente tan bien como elogiar su cocina!

Dejar cualquier adicción comienza con un objetivo. Desea vivir una vida mejor y más saludable, y parte de eso es comer bien. Su objetivo es la salud, y las comidas rápidas simplemente no se ajustan a ese objetivo. Ahora haga un plan. Prepare sus almuerzos y meriendas el día anterior. Parte de eliminar cualquier adicción es mantenerse alejado de situaciones y entornos que provocan un antojo. Si su rutina habitual lo lleva a un lugar de comida rápida (o diez, según sea el caso), tome una ruta diferente. No tener el recordatorio visual de que la comida chatarra sigue siendo técnicamente una opción, puede recorrer un largo camino para volver a entrenarse para comer menos.

Recuerde no decir que no puede comer comida chatarra. No se trata de prohibírsela a usted mismo, sino de convertirse en la persona que quiere ser. No es que no pueda comerlo, es que no quiere comer chatarra. Visualizar los pasos necesarios para la meta, hace que esa meta sea más accesible. Desea estar sano, mantener un buen peso y vivir bien. Eso no sucede de la noche a la mañana. Sea una persona que toma el control de su vida, comenzando con su dieta.

Coma antes de ir de compras. Ha escuchado no comprar mientras tienes hambre, y es verdad. Las personas que compran con el estómago vacío tienen más probabilidades de tomar lo que parece barato y fácil de preparar. Las tiendas de comestibles tienden a poner los alimentos adictivos a la altura de los ojos, y cuando tiene hambre, no está pensando correctamente y es más probable que rompa sus reglas alimenticias. Tenga en cuenta lo que va a llevar. Tiene una lista; apéguese a ella.

Romper los malos hábitos alimenticios

Salir a comer a veces. El hecho de que esté a dieta no significa que no pueda cenar con amigos y familiares. No rechace la invitación a socializar porque no quiere romper sus reglas de comida. En la mayoría de los casos, puede salir y seguir sus reglas. Solo se necesita un poco de planificación previa y escuchar las señales que le da su cuerpo.

Si sabe que tiene planes para cenar, coma a la ligera durante el día. Presupueste sus calorías para que pueda disfrutar de una comida preparada por otra persona. Pequeños bocadillos para mantener su energía puede ser todo lo que necesita hasta la cena. Si olvidó la cena, o si fue un acuerdo de última hora que no tuvo tiempo para planificar, también está bien. Omita el alcohol, ya que tiene calorías vacías y perjudica el juicio (sí, ¡incluso 'solo uno'!), Y reparta su plato para que no coma en exceso. Intente evitar el postre o divídalo con otra persona, y no pida un aperitivo.

No pida una comida que parezca enorme o que tenga muchos aderezos o rellenos. Ordenar esa ensalada de pollo al limón suena como una buena idea hasta que se de cuenta de lo saturada que está con el aderezo. Una porción (dos cucharadas) de aderezo para ensalada César tiene un promedio de 163 calorías, la mayoría de las cuales proviene de grasas saturadas y grasas trans. Y eso si es que solo come el tamaño de porción recomendado. Si va a un restaurante mexicano, pida sus ingredientes (como crema agria y guacamole) a un lado. Está bien usarlos con moderación, pero son ricos en grasas y no se deben consumirse en la cantidad que se le dará. Una cosa que es válida para todos los restaurantes: evite los alimentos fritos. Pida algo a la parrilla en su lugar.

Tampoco sienta que tiene que limpiar su plato. Los restaurantes casi siempre sirven mucha más comida de la necesaria para un tamaño de porción real, y comer cada bocado puede hacerlo sentir lleno, hinchado o con náuseas. No se ponga en coma alimenticio. Reparta una pequeña sección y consúmalo con su agua o bebida de su elección mientras socializa. No se sienta mal por llevarse comida a casa. De hecho, puede planear comer solo la mitad o un tercio de los alimentos que se le sirven, y pedir un plato secundario para que pueda dividir la comida con su compañero de comedor. Escuche a su cuerpo. Cuando deje de tener hambre, pero antes de sentirse lleno, tómese un descanso. Hable con sus compañeros de comedor y consuma su bebida. Si se da cuenta de que todavía no tiene hambre, pero aún tiene comida en el plato, no se obligue a terminarla. Su cuerpo no necesita las calorías en este momento, necesita concentrarse en digerir eficientemente lo que ya comió.
Ya se ha dicho, pero evite pedir postre. En realidad, no tiene un segundo estómago para los dulces, y la mayoría de las opciones disponibles para usted serán altas en calorías, azúcares y grasas. A menos que haya presupuestado sus calorías específicamente para un postre que sabía que sería demasiado bueno para dejar de lado, no se llene de una sustancia innecesaria para su cuerpo. En cambio, vea qué frutas frescas tienen. Esto frena sus antojos de

algo dulce y le da la sensación de ser incluido con sus compañeros de comedor si ordenaron postre.

Los restaurantes de hoy deben presentar las calorías en sus platos. Si bien los estudios muestran que muchos lugares, si no la mayoría, en realidad representan menos de su contenido calórico en un promedio de 100 calorías por comida, esto aún le da una estimación rápida de cuánto debería comer realmente. Por ejemplo, algunas comidas pueden contener más de mil calorías. Esas son las comidas que quiere cortar a la mitad, ¡o a tercios! Otro problema que surge con la representación insuficiente de calorías por porción es que no hay representación del valor nutricional del plato en cuestión. Algunos restaurantes tendrán un desglose de ingredientes a pedido, ¡así que no dudes en pedirlo!

No podrá planificar ni controlar todo cuando cene, y eso está bien. Haga lo que pueda con su situación y diviértase mientras está afuera. Su dieta y sus reglas alimenticias se tratan de ser más saludable y feliz, así que no se deje abrumar por los cambios que tiene que hacer en un plato ordenado en un restaurante. Lo que puede controlar es lo que hay en su casa. Entonces tiene sus reglas de comida, compró todo en su lista de compras, y ha estado tratando de comer solo una porción en la cena ... Pero algo todavía se siente mal.

Anteriormente mencionamos que trate de usar platos y cuencos de menor tamaño. Los estudios muestran que las personas divididas en grupos de 'plato grande' y 'plato pequeño' y alimentadas con la misma cantidad de alimentos, informan diferentes niveles de saciedad al final de una comida, y es más probable que el grupo de 'plato grande' repita si puede hacerlo. Este es un truco que su cerebro le está jugando. El grupo de 'plato grande' siente que no está recibiendo tanta comida porque la comida no parece ocupar tanto espacio, mientras que el grupo de 'plato pequeño' ve que todo su plato está lleno y siente que ha comido más. Esto no es broma, pero se puede solucionar fácilmente. Compre vajillas más pequeñas o use los platos de aperitivo que vienen con el juego que ya tiene, en lugar de los platos de "cena".

Coma con amigos y familiares con más frecuencia. La interacción social no solo es un gran estimulante del estado de ánimo, sino que también puede ayudarlo a disfrutar más de su comida. Esto es especialmente cierto si es una comida que preparó usted mismo, o incluso con sus invitados. Hable sobre la comida que preparó y lo que le gusta de ella. No es en vano, es una experiencia de aprendizaje y le ayuda a comprender los tipos de alimentos que disfruta comer. Reafirme las partes de su comida que realmente está disfrutando para que recuerde qué hacer nuevamente.

Capítulo cuatro: ejercicio y relajación

El término "descanso y relajación" se ha utilizado con tanta frecuencia que nadie cuestiona la necesidad de un poco de eso, ahora que estar estresado conduce a una disminución de la salud mental y física. Los dolores de cabeza, la tensión muscular y la función inmune deteriorada, son cosas que sabe que pueden ser causadas por el estrés. Sabe que necesita relajarse de vez en cuando. Incluso cree que sabe cómo relajarse. Levantar los pies con una bebida fría y mirar televisión, o disfrutar de un chocolate caliente con un buen libro. Y aunque estas cosas ciertamente pueden tener un efecto calmante, no deben usarse como su principal técnica de relajación. En cambio, aprenda a relajarse mediante el ejercicio. Espera, ¿Qué?

Comer bien es un gran paso para vivir bien, pero no es el único. Su cuerpo necesita movimiento; fuimos diseñados para ser cazadores de resistencia. Entonces, incluso si se apega a su plan de alimentos y puede tomarse un par de días de ayuno cada mes, no está obteniendo todos los beneficios de una vida saludable. Agregue algo de ejercicio aeróbico para un sistema cardiovascular más saludable y un mejor equilibrio químico en su cerebro. Los estudios de ejercicio muestran una disminución en los niveles de depresión y estrés, y una mejor calidad de vida para aquellos que hacen que el movimiento sea parte de su horario diario en comparación con aquellos que llevan vidas sedentarias. Por lo general, cuanto más ejercicio, mejor. Los expertos sugieren ejercicio activo durante 30-40 minutos todos los días, o 10-15 minutos de ejercicio vigoroso si eso se ajusta mejor a su horario, sin embargo, estos también se pueden dividir en incrementos más pequeños si es necesario.

Los mejores ejercicios para reducir el estrés son aeróbicos. Estos son los movimientos que requieren la oxigenación de las células a través de la respiración controlada, y aumentan su ritmo cardíaco. Si bien levantar pesas aumenta la masa muscular, no hace nada por el corazón y los pulmones. Caminar, correr y Pilates requieren un compromiso activo de sus músculos y pueden trabajar en casi cualquier horario. Además, liberan endorfinas, que son los analgésicos orgánicos de su cuerpo, y ayudan a mejorar su estado de ánimo. Aún mejor, el ejercicio regular ayuda a reducir la presión arterial, el colesterol LDL, su riesgo de enfermedad cardiovascular e incluso puede ayudar a prevenir ciertos tipos de cáncer y disminuir su riesgo de demencia. Descubrirá que está más relajado después de hacer ejercicio y que puede dormir mejor.

Si no está listo para correr un maratón o unirse al club de Pilates en el centro, está bien. Agregar ejercicio a su rutina es casi más difícil que cambiar sus hábitos alimenticios. Comience con una caminata de cinco a diez minutos en su hora de almuerzo, o en las mañanas o tardes (¡si es seguro!) Y vaya aumentando. Incluso ese pequeño cambio puede marcar una gran diferencia en su estado de ánimo y niveles de estrés. De hecho, la investigación encuentra la mayor diferencia en los niveles de depresión entre los sujetos sedentarios (aquellos que nunca hicieron ningún tipo de ejercicio por sí mismos, pero podrían estar de pie o caminar todo el día para trabajar, como en el servicio al cliente) y aquellos que optaron por hacer pequeñas caminatas todos los días. Si vive lo suficientemente cerca como para trabajar, programe unos minutos adicionales por la mañana para caminar en lugar de conducir. O invertir en una bicicleta. Andar en bicicleta también tiene propiedades aeróbicas, y puede ir más lejos y más rápido que si estuviera a pie, por lo que ir en bicicleta al trabajo puede ser la mejor opción en algunos casos.

Los primeros días después de agregar ejercicio a su rutina son los más difíciles. Puede cansarse fácilmente y sentirse desanimado, pero no se rinda. A medida que su corazón, pulmones y extremidades se fortalecen, descubrirá que mantenerse activo se vuelve más fácil y más agradable.

También notará que se siente más fuerte y más seguro, e incluso puede comenzar a esperar los tiempos de ejercicio programados. No fantasee con los resultados finales. Si busca un cuerpo delgado y tonificado, no solo se imagine de esa manera. Más bien vea el proceso atractivo y la meta sucederá naturalmente.

Si le preocupa aburrirse con lo mismo todos los días, no lo haga. Eso se debe a que generalmente se acepta que tener una variedad de opciones de ejercicio es tan importante como tener una variedad de opciones de alimentos. Después de todo, su cerebro anhela cosas nuevas y le dice a su cuerpo lo mismo. A medida que hace un ejercicio una y otra vez, sus músculos se vuelven resistentes a esa forma de movimiento. En lugar de hacer lo mismo todos los días, cámbielo un poco. Si suele salir a correr, quédese en casa y haga algo de Pilates. Agregar dos o tres días de yoga o Tai Chi le ofrece muchas opciones para crear su propio plan de ejercicio equilibrado para trabajar en su horario para obtener los mayores beneficios.

No planee una actividad que odie. Si siempre ha odiado correr, no se obligue a correr. Tiene tantas opciones diferentes para elegir, así que intente hacer algo que disfrute. Si intenta algo y lo odia, elija algo diferente. Cuando intenta forzarse a hacer algo que odia, aumenta sus niveles de estrés y puede hacerle sentir resentido. Ninguno de estos sentimientos es beneficioso para que viva bien. Encuentre un grupo o únase a un club. Como se mencionó anteriormente, los humanos prosperan en la interacción y tienden a ajustarse más a sus objetivos cuando se sienten responsables ante una unidad externa. Además, es más divertido hacer ejercicio cuando tiene un sistema de apoyo. Se trata de vivir una mejor vida, y no es mejor si no es divertida. Intente unirse a un club de tenis o un equipo de fútbol. Cualquier cosa que lo mantendrá en movimiento y lo mantendrá comprometido. Si no puede encontrar un equipo o grupo que le guste, o si le da miedo unirse a un grupo que ya existe, ¡cree el suyo propio! Invite a sus amigos de cocina a dar un paseo o a un partido amistoso de tenis. Después de todo, su mejor vida debe incluir a sus amigos y familiares, y la mayoría de ellos no solo lo apoyarán sino que también querrán unirse a usted.

Tiempo de silencio personal

Aunque no es lo mejor para relajarse, no es del todo malo acurrucarse en una manta con una bebida y mirar por la ventana. De hecho, tener un momento tranquilo para usted, le da la oportunidad de relajarse y reflexionar. Muchas religiones usan este tiempo para rezar. Si eso le queda bien, ¡genial! Lo más probable es que ya esté incorporando tiempo de silencio en su rutina. Si no lo está haciendo, o si no practica ninguna religión, también está bien. El tiempo de silencio es solo una herramienta utilizada por muchas religiones para tomarse un tiempo de un día o una semana ocupada y simplemente reflexionar sobre usted y su vida; no es necesario ser religioso para disfrutar de unos minutos de tranquilidad. Si bien hemos estado hablando que los humanos dependen de las interacciones sociales, también necesitamos un poco de tiempo para nosotros. Hay varias razones por las cuales los segmentos de tiempo que pasan en soledad son saludables y tan necesarios como la interacción humana. La clave es encontrar un equilibrio que sea saludable para usted.

Cuando se sienta en silencio, su mente pasa por todo tipo de pensamientos. Probablemente esté al tanto de ese proceso, ya que generalmente ocurre cuando se está quedando dormido. Puede permanecer despierto durante varios minutos, recorriendo su día, sus planes para mañana o incluso algo que sucedió hace años. Esto le mantiene despierto y sucede porque su cerebro no tuvo tiempo para reflexionar durante el día. Las personas de hoy enfrentan estimulación constante. Desde el trabajo, hasta los niños, hasta su teléfono que también cumple la función de estación de juegos portátil y televisión, siempre está estimulado. Esto en realidad no es bueno para el cerebro. Necesita tiempo para descansar y le está quitando ese tiempo de su horario de sueño. Tomar tiempo de tranquilidad personal para desconectarse y respirar le permite a su cerebro sanar y crecer.

Los humanos son criaturas de hábitos, y también somos impulsados por clanes y territoriales. ¿Recuerda el ejemplo del principio del libro, donde el nuevo niño busca un lugar donde pueda entrar fácilmente? Ese comportamiento también es exhibido por adultos, solo que más controlado. Tendemos a pensar en nuestros amigos como nuestro círculo, nuestro grupo, nuestro escuadrón...Pero en realidad son solo miembros extendidos de nuestra tribu. Cuanto más tiempo pasamos con las mismas personas, más arraigada y automática se vuelve nuestra mentalidad de "nosotros contra ellos". Simplemente no hay lugar para toda la investigación aquí, solo crea que los psicólogos pueden demostrar que la lealtad de clanes o tribus (estado, país, partido político, etc.) a menudo es más convincente que hacer lo correcto. Tomar tiempo para usted todos los días puede reducir la mentalidad de la tribu y hacerle una persona más compasiva. La teoría es que reflexionar sobre sus interacciones diarias sin tener presente a su tribu, aumenta su capacidad de poner las cosas en perspectiva.

La soledad no solo le dará la oportunidad de reflexionar sobre su relación con los demás, sino consigo mismo. Las personas no suelen tomarse el tiempo para la autorreflexión, sino que prefieren esconderse de pensamientos negativos, vergonzosos o no deseados. La mayoría de las personas evitarán el tiempo de silencio para no tener que estar a solas con estos pensamientos; no se quieren y no quieren estar a solas consigo mismos. Este es un hábito poco saludable y puede provocar un aumento de los síntomas de estrés, como dolor de cabeza e irritabilidad. Los estudios demuestran que las personas que permiten la autorreflexión son más capaces de tolerar su propia compañía, manejar los pensamientos negativos y los errores, y son menos propensos a la ansiedad y la depresión.

Los niños incluso se benefician del tiempo de reflexión personal. Los niños que regularmente pasan tiempo en silencio exhiben menos comportamientos de búsqueda de atención que aquellos que no lo hacen. Si usted es padre, aliente a su hijo a que se tome un tiempo tranquilo cuando lo haga, y guíe con el ejemplo. Muéstreles que tomarse el tiempo para aburrirse o estar solo con sus pensamientos no da miedo.

Mientras reflexiona, puede encontrarse haciendo preguntas o incluso sintiéndose perdido. Esa es, después de todo, la razón por la que tantas personas evitan reflexionar sobre sí mismas y sus vidas. ¿Dónde encajas en la vida de los demás? ¿Cómo encajan los demás en su vida? ¿Cómo se siente sobre eso? Si no le gusta ninguna de esas respuestas, pregúntese qué cambios, incluso pequeños, ¿puede hacer? Tómese este tiempo tranquilo para planear hacer realidad esos pensamientos. Si lleva un diario, o incluso si no lo hace, escriba tres pasos sencillos que puede seguir para alcanzar un objetivo.

La autorreflexión puede convertirse en soñar despierto, y eso también está bien. El soñar despierto sigue siendo una oportunidad para que su cerebro descanse, y en realidad puede hacer que el resto de su día sea más productivo. Mientras su mente divaga, puede tropezar con un camino creativo previamente bloqueado por todo el ruido de su estimulación diaria, o finalmente podría resolver el problema en el que ha estado trabajando todo el día. Soñar despierto quita la presión de la creatividad y puede hacer que el resto del día sea más productivo. Algunos estudios relacionan el soñar despierto con una memoria mejorada. Si bien los científicos y los psicólogos aún no están seguros de la conexión, algo sobre soñar despierto ayuda a solidificar los recuerdos de trabajo en recuerdos a largo plazo.

Este tiempo de reflexión no tiene que tomar horas. Despierte cinco minutos antes, tome una taza de café y mire por la ventana. O apague la televisión durante la cena o mientras prepara las comidas para el día siguiente. Cualquier oportunidad puede convertirse en un momento de silencio personal, pero es importante aprovechar esas oportunidades a medida que surjan.
Si se encuentra soñando despierto con un baño caliente y agradable o una ducha de vapor sin distracciones, o en un bote en medio de un lago con nada más que viento y pájaros como compañía, entonces no tiene suficiente tiempo de silencio y su cerebro está tranquilo haciéndole saber que está cansado. Ahí es cuando sabe que es hora de planificar un día para usted mismo, para dejar que sus pensamientos vaguen y que su cerebro sane y procese la estimulación que ha soportado. Esto no significa que deba dejar la cara del mapa, y definitivamente no significa desconectarse del mundo real para jugar videojuegos. Desconectarse del exterior y estar presente consigo mismo.

Practicando meditación

No confunda el tiempo tranquilo con la meditación. Donde el tiempo de silencio todavía puede involucrar actividades diarias, como cocinar, limpiar y bañarse, la meditación casi siempre es físicamente sedentaria. Los estudios demuestran que las personas que se toman el tiempo para practicar la meditación ven una mejora en su estado de ánimo, actitud y perspectiva de la vida. La técnica más estudiada se llama meditación de atención plena o mindfulness, y se trata de ser consciente de cada aspecto de su presente. Pero hay muchos tipos diferentes de meditación. Hay estilos de meditación que no permiten pensamientos, estilos que postulan el uso de un mantra y estilos en los que es consciente de sus pensamientos pero no les asigna juicios. Incluso hay formas de meditación que incorporan movimientos repetitivos, como el Tai Chi. Con tantas opciones, seguramente encontrará una que funcione para usted.

La mayoría de los beneficios de la meditación de atención plena también se extenderán a otras formas de meditación; sin embargo, es la meditación de atención plena, específicamente, la que estudian la mayoría de los psicólogos. Nuevamente, este es el estilo de meditación en el que está completamente enfocado en el presente. Cierre los ojos y tome respiraciones profundas y medidas. Sienta cada respiración entrar en su cuerpo, otorgando vida y energía. ¿Qué sensaciones puedes sentir en su piel? ¿Qué oye o huele? Concéntrese en las sensaciones que puede sentir en el presente mientras deja que su mente permanezca en silencio. Se necesita práctica; Tener pensamientos extraviados durante la meditación, especialmente cuando comienza a practicar, es normal, así que no se desanime. Reconozca el pensamiento, no le asigne juicios ni importancia, y déjelo ir. Reenfocarse en el momento presente.

La investigación muestra que las personas que practican regularmente la meditación consciente observan una disminución en el cortisol, una hormona relacionada con el estrés, una presión arterial más saludable y niveles más bajos de colesterol LDL.

También puede ayudar a controlar la ansiedad y la depresión, y la mayoría de los participantes en estos estudios eligieron continuar practicando meditación. Los estudios muestran que la meditación disminuyó la depresión y la ansiedad en mujeres embarazadas y en niños. Una teoría es que la meditación interrumpe los patrones de pensamiento negativos arraigados y abre la posibilidad de emociones más positivas.

Otra investigación ha concluido que practicar la meditación consciente puede aumentar su capacidad de atención y mejorar la memoria. Aunque los tamaños de las muestras eran pequeños, los neurocientíficos de Harvard mostraron un aumento en la materia gris en las regiones del cerebro asociadas con el aprendizaje y la memoria, y la regulación emocional. La meditación también se asocia con más materia gris en áreas del cerebro asociadas con el procesamiento y la retención de información, lo que lleva a los teóricos a creer que puede ayudar a compensar los efectos de la demencia.

La meditación también puede ayudar a las personas con fibromialgia u otras condiciones de dolor crónico. Se han realizado estudios que relacionan la meditación con la disminución de la sensibilidad al dolor, mejorando la calidad de vida de quienes sufren dolores crónicos o intermitentes. En un estudio, dirigido por Fadel Zeiden, Ph.D., descubrieron que el entrenamiento de meditación puede reducir la experiencia del dolor en casi un 40%, o un 15% mejor que la morfina. También puede reducir físicamente la inflamación y ayudar a controlar los trastornos inflamatorios, como la enfermedad inflamatoria intestinal y la artritis.

Un mito que impregna todas las esferas de la vida es la fantasía de que podemos "realizar múltiples tareas" y que algunos lo hacen muy bien mientras que otros no. La verdad es que su cerebro no hace varias cosas al mismo tiempo como creemos que debería. Al igual que incluso el mejor automóvil, no puede estar en segunda y tercera marcha al mismo tiempo, su cerebro solo puede cambiar de una tarea a otra. Algunas personas hacen esto más rápidamente que otras, pero todavía no están haciendo dos tareas a la vez. La tentación de "realizar múltiples tareas" es alta en muchos entornos laborales donde se espera una alta productividad, pero los estudios muestran que aquellos que realizan múltiples tareas, en promedio, informan una menor satisfacción con los proyectos en los que dividen su atención. La meditación le ayuda a mantenerse enfocado en una tarea a la vez, aumentando la satisfacción laboral y la productividad.

No solo es genial para adultos. Si tienes hijos, haga de la meditación, un ejercicio de unidad. Los niños experimentan todos los beneficios de la meditación y algo más. La meditación no solo está relacionada con menos TDAH (trastorno por déficit de atención e hiperactividad) o más controlable, sino también con una mayor conciencia y capacidad para hacer frente a sus emociones. Evite los medicamentos con efectos secundarios cuestionables, como Adderall y Ritalin, y siéntese con su hijo para realizar ejercicios de atención plena. Comenzará como lo que parece una prueba insuperable, pero el proceso será más fácil y notará una mejora en la calidad de vida de su hijo y un menor comportamiento de búsqueda de atención. Además, es más fácil para los niños incorporar cosas nuevas a su rutina. Una vez que se acostumbren al tiempo de vinculación, comenzarán a recordarle que es hora de meditar.

Una gran cosa acerca de la meditación es que no requiere experiencia previa y la mayoría de las formas no requieren elementos especiales. Existen formas de meditación basadas en el sonido, pero la mayoría de la música meditativa se puede encontrar en línea. Y, a diferencia del tiempo personal tranquilo, puede sentarse a meditar en cualquier lugar. ¿Se siente estresado en el trabajo? Tómese cinco minutos para practicar la atención plena. La meditación se trata de la autoconciencia y el control de sus pensamientos, por lo que después de haber practicado en un ambiente tranquilo y controlado, puede meditar en casi cualquier lugar. Y no hay necesidad de una nota del médico para usar la meditación para controlar la ansiedad, la depresión o el dolor.

Entonces, con todos los beneficios de la meditación respaldados por la ciencia, ¿por qué no todos la practican? Por las mismas razones, la mayoría de las personas no se toman el tiempo para estar a solas con sus pensamientos. Tienen miedo del proceso y de lo que puedan descubrir. Cuando se pregunta por qué un individuo no medita, la respuesta es siempre la misma. Parecen curiosos, pero en última instancia abrumados por la idea de comprometerse a meditar "porque es difícil y requiere práctica". Estas personas no están equivocadas. La meditación puede ser un desafío y, como la mayoría de las cosas que vale la pena hacer, requiere práctica, paciencia y compromiso. Pero vale la pena hacerlo, por las razones mencionadas anteriormente y por muchas más. Practicar la meditación consciente puede ayudarle a dar grandes pasos hacia su objetivo final: vivir su mejor vida.

Disfrute la luz del sol

Debería no decirlo, pero aquí va de todos modos: SALGA Y JUEGUE. La luz solar no solo es la mejor fuente de vitamina D, que le ayuda a procesar el calcio, sino que salir al exterior tiene abundantes beneficios. El estado de ánimo mejorado, el estrés reducido y la visión mejorada son algunos de los beneficios comprobados de salir al exterior. Los padres les dicen a los niños todo el tiempo que se desconecten y disfruten del sol. Escuchan a los adultos decir que no es saludable para ellos pasar todo su tiempo adentro: que tiene que salir y tomar aire fresco. Bueno, la ciencia nos dice que esos padres tienen razón, y ahora es el momento de seguir sus consejos. Estar afuera no es una cura, pero ciertamente ayuda a mitigar los síntomas del trastorno afectivo estacional (TAE), que afecta a un gran número de personas. El TAE ataca en los meses más fríos y oscuros. Es básicamente una depresión de inicio en invierno y es más común en las regiones del norte del mundo. El aire libre es maravilloso para las personas que sufren de TAE (¡y también de tristeza regular!), Ya que la luz natural es un estímulo para el estado de ánimo. También ayuda a controlar los síntomas de la depresión, y el tipo de clima no parece importar. Lluvia, nieve, nubes... A su cerebro le encanta todo, incluso si cree que no. Si no puede soportar el frío, abríguese y tome su meditación o tiempo tranquilo afuera.

La investigación muestra que pasar tiempo al aire libre, acampar o hacer senderismo puede reducir significativamente los niveles de estrés y los mantiene bajos durante varios días después de volver a la vida cotidiana. La presencia de vegetación mejora el estado de ánimo y la función cerebral, y los estudios, incluso mostraron un vínculo entre el aire libre y la creatividad. Acampar y caminar son una buena manera de desconectarse y reflexionar, meditar o conectarse con amigos y familiares.

Si no puede salir tan lejos de la ciudad, salga a caminar regularmente al parque o prepare un picnic. Tome un par de comidas al aire libre y disfrute de la sensación de no tener paredes a su alrededor. Los estudios demuestran que las personas que pasan más tiempo al aire libre ven un sistema inmunitario más saludable. Cuando pasa todo el tiempo en el interior, especialmente en su propia casa, su sistema inmunológico puede, esencialmente, volverse perezoso. Entonces, cuando se enfrenta a una amenaza, como el resfriado común, no puede combatirlo de manera eficiente y tiene síntomas peores por más tiempo. Salir al exterior le da a su sistema inmunológico algo que hacer y lo mantiene luchando al máximo rendimiento.

Pasar tiempo al aire libre también puede beneficiar su visión. Los estudios demuestran que las personas que pasan más tiempo al aire libre tienen menos riesgo de desarrollar miopía. Hay muchas más cosas para ver afuera, y todas a diferentes distancias. En el interior, no tiene casi nada que mirar treinta pies por delante la mayor parte del tiempo. Y, lo que es peor, si tiene un trabajo de escritorio o trabaja con cosas cerca de su cara (caja registradora, archivos de pacientes, suministros de arte...), los músculos de sus ojos se entrenan para enfocarse solo en lo que está directamente frente a usted. Salir al exterior puede ayudar a entrenarlos para que se enfoquen en múltiples distancias y ayudarlo a evitar los temidos bifocales.

Conclusión

Puede parecer mucho para digerir, pero espero que se haya sentado con un vaso de agua para ayudar a procesar toda esta información para el cerebro. La mayor parte de lo que aprendió a lo largo de este libro, es probablemente lo que aprendió a lo largo de la vida. Escuchar a alguien decirle que coma sus vegetales, o que salga más a menudo es algo bastante normal. Algunas cosas fueron un poco más técnicas que otras para explicar los mecanismos detrás de la teoría. Todo lo que tiene que hacer ahora es tomar esa teoría de cómo vivir mejor y aplicarla.

Si puede, comience por encontrar un dietista con licencia en su área. Hable con ellos sobre su estilo de vida y nivel de actividad, e idee el plan de alimentos y las reglas alimenticias que funcionen para su vida. Cree un plan de comidas para la semana, haga su lista de compras basada en ese plan. ¡Y manténgala! Nunca compre mientras tiene hambre y evite el centro de la tienda. ¡Alimentos enteros solamente!

Los desafíos son reales. Establezca metas realistas para su vida a fin de eliminar la comida chatarra para usted y su familia. Incluso reemplazar tres comidas por semana con una cocina casera saludable tiene un gran impacto en su salud y en la forma en que se siente al comer. Recuerde, comer comida chatarra le hace sentir como basura. Reemplácelo con frutas y agua.

Controle el tamaño de sus porciones. Si puede, reemplace sus platos por un juego más pequeño. Si no, use los platos de aperitivo que vienen con su juego de platos. Esto engaña a su cerebro para que piense que está comiendo más de lo que está comiendo, en lugar de menos. Se sentirá más satisfecho con el tamaño de sus porciones y será menos probable que coma en exceso.

Salga y juegue. El aire libre es bueno para usted. El ejercicio reduce el estrés, quema calorías y ayuda a mejorar tanto su estado de ánimo como su autoestima. Medite en el parque para ayudar a controlar los síntomas de depresión, ansiedad y dolor. Tómese el tiempo para la auto reflexión, para aumentar la autoconciencia y la compasión.

Ver todo desglosado en los conceptos básicos de los cuatro capítulos lo hace mucho más tangible, ¿no? Pequeños pasos ayudan mucho a vivir bien. Ese es el objetivo, ¿verdad? Desea estar sano y vivir bien, pero la línea de meta puede parecer muy alejada de la línea de salida. En lugar de lamentarse por lo lejos que está el final, haga de cada paso, su propio objetivo. Al igual que comprimimos cada capítulo hasta sus cimientos, desglose su objetivo final en pasos más manejables. Haga atractivo el proceso. El período de ajuste es siempre el más difícil, ¡pero siga así! Su objetivo está tan lejos como usted lo permita.

Y recuerde divertirse con el proceso. Si no está disfrutando de un aspecto de su nueva rutina, ¡quítelo! Pruebe un tipo diferente de ejercicio, compre una fruta nueva, pruebe una nueva receta. Esta guía trata sobre vivir bien y disfrutar su vida. Si no se está divirtiendo, ¿está viviendo bien?

Lightning Source UK Ltd.
Milton Keynes UK
UKHW022200020720
365920UK00005B/761

9 781913 796129